JN202701

続 実験動物の トラブル Q&A

飼育管理の現場で 困ったときにはこの一冊

実験動物のトラブルQ&A編集委員会 編

アドスリー

発刊にあたって

　生産者側の視点から、系統が保有する特性に関して深く理解していただくことを目的とし、3年をかけて系統の特性に関する情報の収集を行い、2011年9月に『実験動物のトラブルQ&A－系統・種の特性に起因する事例から－』を発刊しました。ありがたいことに好評を得て、皆様方のお役に立っているものと自負する次第です。

　そして2018年10月、続編として、本書『続・実験動物のトラブルQ&A—飼育管理の現場で困った時にはこの一冊—』を制作しました。

　本書は、一般社団法人日本実験動物技術者協会にご協力いただき、実験動物技術者各位から広く【問】を収集していただき、それに答えるかたちで構成しています。飼育管理の現場における疑問、よく見舞われるトラブルなど、多くの事項が集まりました。さらに、写真のご提供もいただくなど、多くの方々にご協力いただきましたこと御礼申し上げます。

　Q&Aの形式は、前書と同様ですが、続編での【問】は、動物の取り扱いにかかわるさまざまな事項で、多岐にわたっています。本書は、これらの事項を「飼育に関する疑問・トラブル」（飼育条件・清掃、消毒、殺菌、滅菌・モニタリング・動物の取り扱い）「施設に関する疑問・トラブル」（環境管理・安全管理・動物、飼料および物品の出荷および受け入れ）「繁殖に関する疑問・トラブル」（繁殖・交配・系統維持）「実験処置、麻酔および安楽死法に関する疑問・トラブル」「動物福祉に関する疑問・質問」（第三者認証・検証、動物実験委員会）「法令に関する疑問・質問」（法律等・遺伝子組換え動物・ヒト組織利用）と項立て、疑問・質問に答える形式で構成しています。前書同様、皆様方のお役に立てば幸いです。

　本書の発刊にあたり、監修をお引き受けいただいた、笠井憲雪先生、片平清昭先生には、ご多忙のなか、多くのご教示を賜りました。また、解答の作成にあたり、浦野徹先生、八神健一先生、佐藤浩先生にご協力いただきました。感謝申し上げます。

田畑 一樹

実験動物のQ&A作成委員会 委員長

実験動物のトラブルQ&A作成委員会

日本実験動物協同組合

田畑　一樹（日本チャールス・リバー株式会社）
外尾　亮治（一般財団法人動物繁殖研究所）
髙木　博隆（日本エスエルシー株式会社）
中島　　太（日本クレア株式会社）
椎橋　明広（三協ラボサービス株式会社）

日本実験動物技術者協会

坂本　雄二（千寿製薬株式会社）
竹原　　広（株式会社安評センター）
立部　　誉（鹿児島大学）
玉置　雅祥（札幌医科大学）
千葉　　薫（株式会社JTクリエイティブサービス）
千原　　猛（藤田保健衛生大学）
中村　直子（熊本大学）
野田　義博（地方独立行政法人東京都健康長寿医療センター研究所）
米谷　　学（公益財団法人環境科学技術研究所）
若井　　淳（岩手医科大学）
渡邊　利彦（中外製薬株式会社）

ご協力（質問、写真提供等）

石田　有香
（国立研究開発法人量子科学技術研究開発機構）
石原すみれ（岡山大学）
稲葉　守彦（日本クレア株式会社）
鵜飼　　学（慶應義塾大学）
江藤　智生（公益財団法人実験動物中央研究所）
大羽沙弥佳（日本クレア株式会社）
川上　浩平（島根大学）
川村　　直（三協ラボサービス株式会社）
木村　美恵（国立医薬品食品衛生研究所）
佐竹　聖人（東京大学）

玉里　友宏（日本チャールス・リバー株式会社）
中井　恒宏（株式会社ケー・エー・シー）
萩原麻祐美（EPS益新株式会社）
福嶋　章義（株式会社ジェー・エー・シー）
福田　直樹（山形大学医学部動物実験センター）
福山　伸隆（鹿児島大学）
前田　典彦（京都大学霊長類研究所）
松浦　豊和（株式会社中外医科学研究所）
丸山　　潔（科研製薬株式会社）
宮嶋　正康（和歌山県立医科大学）
渡邊　幸彦（丸石製薬株式会社）

その他、匿名でも多くの方々にご協力いただきました。作成委員会一同感謝申し上げます。ありがとうございました。

目　次

2 清掃、消毒、殺菌、滅菌

問16：消毒
おすすめの飼育室の消毒方法を教えてください。　　　　　　　　p.37

問17：消毒
日常の清掃消毒に用いる消毒薬について推奨されるものを数種類教えてください。また、対応する細菌、ウイルスに応じて一定の周期で消毒薬を使い分けることがありますが、消毒をどのような組み合わせで何種類使用するのがよいか、さらに、それぞれの切り替え頻度の最適な時期を教えてください。　　　　　　　　p.37

問18：消毒
微酸性電解水（微酸性次亜塩素酸水）を、飼育室等の管理エリアの消毒剤として採用することを検討しています。噴霧消毒に使用するアルコールに代替することは殺菌効果の面で可能でしょうか？　その際のメリットとデメリットを教えてください。　　　　　　　　p.38

問19：消毒
塩化ベンザルコニウムによって消毒管理されている飼育室および飼育器材で繁殖を行うと、繁殖効率に著しい低下が認められることが報告されています（Nature のトピック等）。実際の使用状況等について教えてください。　　　　　　　　p.39

問20：清掃
飼育作業終了後にモップがけ等の清掃をすると、湿度が上昇します。この湿度上昇は衛生環境に対して影響はありませんか？　　　　p.39

問21：消毒
飼育室のクリーンアップ（清掃・消毒の一連の作業）の方法として、ホルマリン以外にいくつかの方法が出てきていますが、最新の情報を教えてください。　　　　　　　　p.40

問22：清掃
推奨されるクリーンアップの実施頻度はどのくらいでしょうか？　また、微生物モニタリングや、環境モニタリングでしっかりと清浄度が保たれている場合は、定期的に実施する必要はないのでしょうか？ p.40

3　モニタリング

4　動物の取り扱いおよびトラブル

1 環境管理

2　安全管理

Ⅲ 動物、飼料および物品の出荷および受け入れ

1 動物出荷

問78：外観異常
    生産所における出荷時の検査について教えてください。外貌の異常が認められた動物を肉眼的に検査するとのことですが、よくある異常はどのような所見ですか？　また、その原因は何でしょうか？　判断基準（境界線）や確率も紹介してください。

問79：外観異常
    出荷基準に外観異常がありますが、その中に系統の特異的な性質（B6の眼球異常等）も含まれると思います。出荷の段階で選抜をかけることで淘汰される性質的な要因が実験結果へ及ぼす影響について検討されていますか？

問80：梱包
    出荷時輸送箱に動物を梱包する際に同梱する寒天・餌はどんなもの（輸送用の特殊組成なのか）でしょうか？

問81：輸送条件
    マウス・ラットを、他の動物施設へ輸送する際、餌・水は、日常飼育量以上に入れたほうがよいでしょうか？ 輸送時の移動時間・温湿度と餌・水の摂取量に関係はあるでしょうか？

問82：発注条件
    特殊な実験計画により、搬入動物の体重範囲を狭くしたいと考えています。揃えられる体重範囲および発注条件等をどのように指定すればよいでしょうか？

問83：動物の異常
    搬入されたラットに先天性の異常がありました。その動物の扱いはどうすればよいでしょうか？

問84：納品トラブル
    動物の発注内容と異なる動物が納品されました（週齢の違い、匹数の違い）。動物輸送箱の受取り時に気付けず、動物輸送箱を飼育室に搬入後に発覚しました。どのように対応すればよいでしょうか？

Ⅴ　実験処置、麻酔および安楽死法

Ⅷ　法令

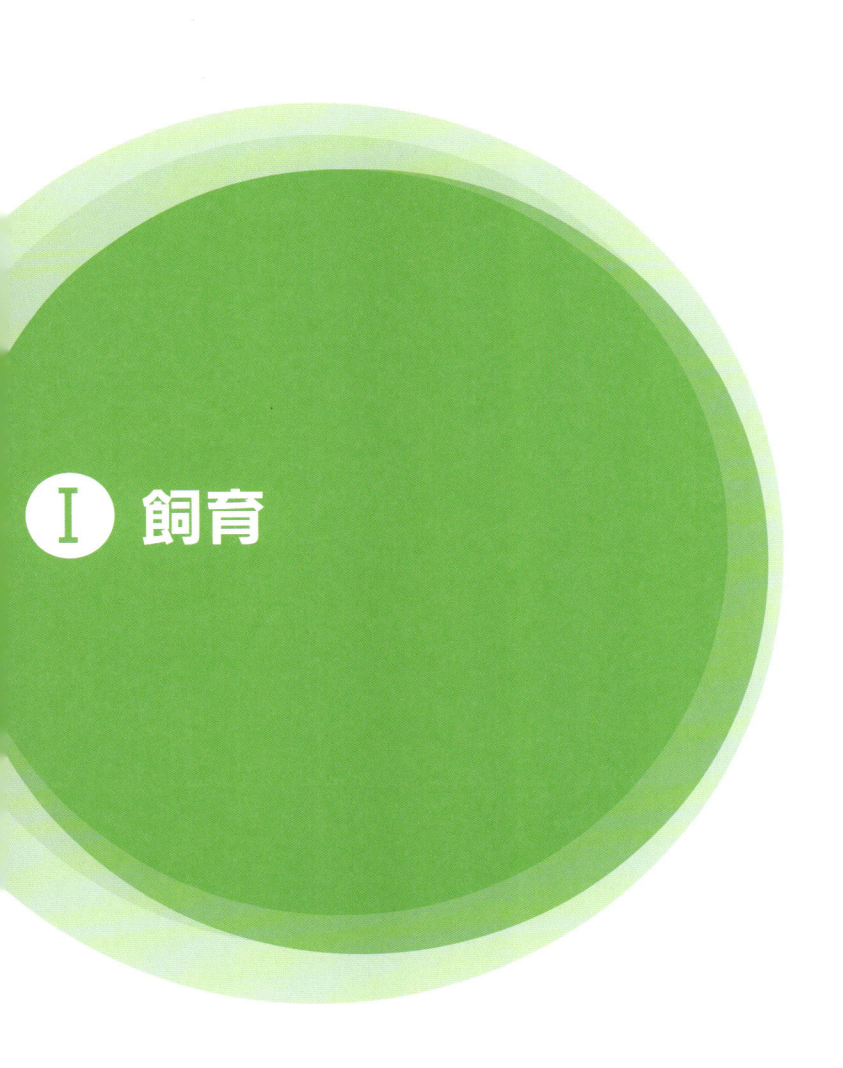

Ⅰ 飼育

各実験動物種の推奨される飼育ケージのサイズを教えてください。

答 1

一般的に使用される動物種のケージサイズの要件／推奨値については「動物福祉関連法規」およびInstitute for Laboratory Animal Research（ILAR）のガイドライン『Guide for the Care and Use of Laboratory Animals』（日本語版『実験動物の管理と使用に関する指針 第8版』公益社団法人日本実験動物学会監訳、アドスリー。以下『ILARガイド第8版』）をご参照ください。（以下の表は『ILARガイド第8版』p.65-68より抜粋し一部改変）

よく使用される群飼している実験用げっ歯類のための最小飼育スペースの推奨値 *

動物	体重（g）	床面積/匹[a] in² （cm²）	高さ[b] in （cm）
群飼しているマウス[c][※1]	<10	6 （38.7）	5 （12.7）
	15まで	8 （51.6）	5 （12.7）
	25まで	12 （77.4）	5 （12.7）
	>25	≧15 （≧96.7）	5 （12.7）
雌動物＋哺育子[※2]		51 （330） （飼育群のための飼育スペースの推奨値）	5 （12.7）
群飼しているラット[c][※1]	<100	17 （109.6）	7 （17.8）
	200まで	23 （148.35）	7 （17.8）
	300まで	29 （187.05）	7 （17.8）
	400まで	40 （258.0）	7 （17.8）
	500まで	60 （387.0）	7 （17.8）
	>500	≧70 （≧451.5）	7 （17.8）
雌動物＋哺育子[※2]		124 （800） （飼育群のための飼育スペースの推奨値）	7 （17.8）
ハムスター[c][※1]	<60	10 （64.5）	6 （15.2）
	80まで	13 （83.8）	6 （15.2）
	100まで	16 （103.2）	6 （15.2）
	>100	≧19 （≧122.5）	6 （15.2）
モルモット[c][※1]	350まで	60 （387.0）	7 （17.8）
	>350	≧101 （≧651.5）	7 （17.8）

＊この表に示されている推奨値を利用するにあたっては、『ILARガイド第8版』p.62「飼育スペース」の項に記載されている指標について考慮しなければならない。

a 単飼の動物および小さい群の動物には、表に示されている1匹当たりの床面積に、該当する匹数を乗じた面積より広い飼育スペースが必要になる場合がある。

b ケージの床面からケージの上端まで。

c 飼育している動物の性別のみならず、それぞれの系統の成長特性も考慮しなければならない。体重増加はきわめて速いので（また若齢のげっ歯類はきわめて活動性が高く、遊び行動も増加するので）、動物の将来の大きさを予想して、より広い飼育スペースを提供することが望ましい。

d その他に考慮すべき事項には、既存の飼育スペースより集中的に管理するためのその他の方法によって繁殖群の安全やウェルビーイングを達成することのみならず、同腹子を間引きしたり、繁殖群から分けたりすることも含まれる。哺育子と一緒の母親には十分な飼育スペースを提供し、ともに悪影響を与えることなく、離乳まで成長できるようにしなければならない。

※1 より大きな動物には、成果基準を満たすために、これより広い飼育スペースが必要になる場合がある。

※2 繁殖形態によっては、これより広い飼育スペースが必要になる場合がある。飼育スペースは、親動物および哺育子の匹数、ならびに子動物の大きさおよび齢によって決まる。[d]

ペア飼育または群飼育しているウサギ、ネコ、およびイヌのための最小の飼育スペースの推奨値 *

動物	体重（kg）	床面積／匹[a] ft^2（cm^2）	高さ[b] in（cm）	備考
ウサギ	＜ 2	1.5（0.14）	16（40.5）	より大きなウサギには、上半身を起こすことができるように、これより高いケージサイズが必要な場合がある。
	4 まで	3.0（0.28）	16（40.5）	
	5.4 まで	4.0（0.37）	16（40.5）	
	＞ 5.4[b]	≧ 5.0（≧ 0.46）	16（40.5）	
ネコ	≦ 4	3.0（0.28）	24（60.8）	休息棚を設置した、垂直方向に広がりのある空間が望ましい。したがって、これより高いケージサイズが必要な場合がある。
	＞ 4[c]	≧ 4.0（≧ 0.37）	24（60.8）	
イヌ[d]	＜ 15	8.0（0.74）	—[e]	ケージは、イヌが肢を床面に置いて楽に直立できるよう、十分な高さがなければならない。
	30 まで	12.0（1.2）	—[e]	
	＞ 30[c]	≧ 24.0（≧ 2.4）	—[e]	

*この表に示されている推奨値を利用するにあたっては、『ILARガイド第8版』p.62「飼育スペース」の項に記載されている指標について考慮しなければならない。
a 単飼の動物には、ペア飼育あるいは群飼育の動物にくらべて、表に示されている1匹あたりの数値より広い飼育スペースが必要になる場合がある。
b ケージの床面からケージの上端まで。
c より大きな動物には、成果基準を満たすために、これより広い飼育スペースが必要な場合がある。
d これらの推奨値は、個々の動物や品種のからだの形態に従って修正することが必要になる場合がある。ある種のイヌにおいては、とくに表に示すそれぞれの体重範囲の上限に近い場合は、「米国動物福祉法」の規定への遵守を保証するために、これより広い飼育スペースが必要な場合がある。上記規定（米国動物福祉法施行規則 1985）には、それぞれのケージは、中にいる動物が「楽な姿勢で」立ち上がるのに十分な高さでなければならないと記載されている。さらに上記規則には、最小の床面積（ft^2）は、「イヌの体長（in：鼻の先から尾の付け根までの長さ）プラス6 inの和の二乗、さらに得られた積を144で除した数値」に等しくなければならないと記載されている。
e きわめて自由に動くことができ、かつ高さ制限のない囲い（つまり、ペン、ラン、または小屋）が望ましい。

ペア飼育または群飼育している霊長類のための最小飼育スペースの推奨値 *

動物	体重（g）	床面積 / 匹 [a] in² (cm²)	高さ [b] in（cm）
サル類（ヒヒを含む）[c][※1]			
グループ1	1.5 まで	2.1（0.20）	30（76.2）
グループ2	3 まで	3.0（0.28）	30（76.2）
グループ3	10 まで	4.3（0.4）	30（76.2）
グループ4	15 まで	6.0（0.56）	32（81.3）
グループ5	20 まで	8.0（0.74）	36（91.4）
グループ6	25 まで	10（0.93）	46（116.8）
グループ7	30 まで	15（1.40）	46（116.8）
グループ8	> 30[d]	≧ 25（≧ 2.32）	60（152.4）
チンパンジー（Pan）[※2]			
幼獣	10 まで	1.5（1.4）	60（152.4）
成獣 [e]	> 10	≧ 25（≧ 2.32）	84（213.4）

*この表に示されている推奨値を利用するにあたっては、『ILARガイド第8版』p.62「飼育スペース」の項に記載されている指標について考慮しなければならない。
a 単飼の霊長類には、群飼の霊長類に比べて、表に示されている1頭あたりの数値より広い飼育スペースが必要になる場合がある。
b ケージの床面からケージの上端まで。
c マーモセット科、オマキザル科、オナガザル科、およびヒヒ属。
d より多くな動物には、成果基準を満たすために、これより広い飼育スペースが必要な場合がある。
e 体重50kgを超える類人猿を効果的に飼育するためには、通常のケージ内ではなく、常設の石づくりの建造物、コンクリート製の建造物、あるいはワイヤーパネル製の構造物で飼育するとよい。
※1 ケージは、動物が後肢を床面に置いて楽に直立できるよう、十分な高さがなければならない。ヒヒ、パタスモンキー、およびその他の足の長いサル類は、オナガザル科やオマキザル科のサル類などに比べ、より高い飼育スペースを必要とすることがある。新熱帯区の多くのサル類および樹上性のサル類については、全体のケージ容積および直線状のとまり木を高い位置に設置することなども考慮すべきであろう。枝にぶらさがるサル類については、ケージを十分に高くして、動物が腕を完全に伸ばした状態で、足が床面に触れることなく、ケージの天井からぶら下がることができるようにしなければならない。また、ぶら下がり運動がしやすくなるように、ケージの設計を工夫しなければならない。
※2 その他の類人猿や枝にぶら下がる大型のサル類については、ケージを十分に高くして、動物が腕を完全に伸ばした状態で、足が床面に触れることなく、ケージの天井からぶら下がることができるようにしなければならない。また、ぶら下がり運動がしやすくなるように、ケージの設計を工夫しなければならない。

問2 **ケージ**

飼育ケージの適正寸法について、エンリッチメント資材は床面積から差し引いたほうがよいのでしょうか?

答2

とくに規定はありません。『動物実験委員会ガイドブック』(日本実験動物環境研究会編、アドスリー)に次の記述があります。

「ケージの構造、ケージの高さ、およびケージの設計等によって、動物が与えられたケージ内のスペースをどのように利用できるかが決まります。ケージの大きさは最小限でも、動物が向きを変えたり、正常な姿勢をとったりすることができる大きさでなければならないとされています。動物に清潔で障害物のないスペースを提供し、動物が自由に動いて休息できるようにしなければなりません。金網床のケージを使用することは、げっ歯動物、とくに長期間にわたる実験や大型あるいは高齢のげっ歯動物を用いる実験においては、四肢の先(手掌、足掌)に障害を起こす可能性があり推奨されません。金網床のケージを使用する場合は、科学的にその正当性を説明することができ、かつ動物実験委員会によってその妥当性が承認される必要があります」

『ILARガイド第8版』には、動物種ごとのガイドラインが示されています。いずれの動物種でも、高さについてはケージの床面からケージトップまでの高さとされており、床敷きによる「かさ」の考慮については述べられていません。また、エンリッチメント資材は床面積に入れるべきではないとされています。

・エンリッチメント:動物の種特異的な欲求に基づいた自然の行動を助長し、生活の質を改善するために、狭い空間で生活している動物の環境をよりよくすること
・エンリッチメント資材:上記のエンリッチメントを達成するために用いる種々の資材

問3 **ケージ**

エンリッチメント資材の上部に乗れる場合、乗る部分の床面積を増やしたと見なしてもよいのでしょうか?

答3

エンリッチメント資材を用いた場合も、その体積、面積等は含めずに算出します。飼育スペースの推奨値については『ILARガイド第8版』を基に算出した飼育動物ごとの1匹当たりの床面積を参考にするとよいです。

げっ歯類の群飼育において、1ケージ当たりで推奨される匹数はどれくらいですか？

答 4

とくに設定されていません。社会性のある動物（サルやラットのような群れで暮らす動物）は基本的に群飼育の実施が求められ、そのときの1ケージ当たりの匹数は、第一にケージの大きさに依存します。答1に記載した『ILARガイド第8版』で示された各実験動物の「最小飼育スペースの推奨値」と、使用予定のケージの大きさから、収容可能匹数が算出できます。次に年齢や性別、相性等を考慮して、収容匹数を決めるとよいでしょう。

問 5　**給餌**

給餌全般で注意する点を教えてください。

答 5

飼料ごとの使用期限内で、最も古い在庫のものから使用し、とくにオートクレーブで滅菌後の飼料は速やかに使用するのが望ましいです。
不断給餌の場合は大量の給餌をせず、常に新鮮な飼料が摂取できるよう配慮が必要です。
実験等により複数の飼料を使用する、または制限給餌を行うときは、担当者以外も理解しやすいよう、給餌状況や種類等を表記しましょう。
若齢の場合、給餌器まで到達できず、摂食困難な個体がいる場合があり、ケージ床面に給餌器を置くなど、工夫が必要な場合があります。

Ⅰ 飼育

Ⅱ 施設

Ⅲ 動物、飼料および物品の出荷および受け入れ

Ⅳ 繁殖

Ⅴ 実態処置、麻酔および安楽死法

Ⅵ 動物福祉

Ⅶ 法令

問6 給水

給水全般で注意する点を教えてください。

答6

まず、供給する水の質（硬度）については、問13答13を参照してください。水の衛生管理については問14答14および問15答15を参照してください。次に自動給水の場合、漏れや目詰まり等の異常がないか、ノズルの確認を実施する直接的な点検と、飼料の減り具合や糞尿の量等で、飲水できているかを判断する間接的な点検を組み合わせた点検の実施でトラブルを防げるでしょう。また、定期的に配管内の水質の維持と衛生管理のためのフラッシング（急速に水を流す）と、ノズルや配管からノズルまでのホースの洗浄消毒を行ってください。

給水瓶の場合は、使用前のオートクレブ滅菌や消毒は必須です。交換する場合は中の水だけ交換するのではなく、瓶ごと交換するのが望ましいです。瓶内の水のみの交換で実施する場合は、衛生管理上、別ケージに使用せず、元のケージに必ず戻すことが鉄則です。

若齢では、給水ノズルや給水口まで到達できない個体がいる場合があり、給

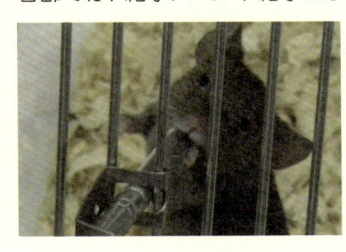

水ノズルや給水口をケージの低い場所に取り付ける等、工夫が必要な場合があります。

自動給水設備において水漏れ、水が出ない等の問題が続く場合は給水設備の水圧がかかわっている場合もあるので、設備の状態を確認してください。

問7 給水

げっ歯類のプラスチック製ケージの飼育条件において、自動給水ノズルを用いた場合、ノズルからの水漏れ防止、または対応策にはどのようなものがありますか?

答7

日常の点検（ノズル、ホース、添加機器のチェック）が必須です。ケージ内への水漏れを防止するラックも販売されているのでおすすめします。
自動給水で水漏れを引き起こす原因はいくつかあります。

【原因】
　①マウスやラットが遊びで木製チップ等の床敷きをノズルに詰めてしまうことにより生じる水漏れ
　②配管からノズルまでビニール管等を使用していて、飼育しているげっ歯類がビニール製のチューブをケージ内に引き込んでかじったことにより生じる水漏れ
　③ノズルが壊れやすい場合
など。

【対策】
　①木製チップ等を詰めてしまう場合は、隙間に入らないような大きなチップや、紙製の床材を使用するとある程度防げる
　②配管にビニールチューブを使用している場合は、ケージ内に動物によって引き込まれないように配置する
　③壊れやすいノズルの場合は、壊れにくいものに交換する
水漏れは、動物がノズルで遊んだ結果、生じることが大半だと思われます。
一度遊びを覚えた個体に止めさせるのは難しいため、給水瓶に切り替えたほうがよいでしょう。なお、給水瓶の容量が大きいものは、水漏れの際に動物が水没する可能性があるので、小さい給水瓶を用いる、あるいは入れる水の量を減らす必要があります。

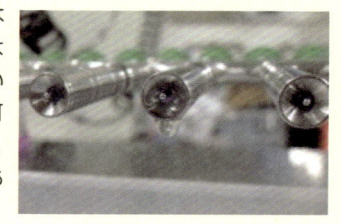

Ⅰ 飼育

Ⅱ 施設

Ⅲ 動物、飼料および物品の出納および受入れ

Ⅳ 繁殖

Ⅴ 実験処置、麻酔および安楽死法

Ⅵ 動物福祉

Ⅶ 法令

問8 ケージ

ケージの蓋のワイヤー接合部にマウスが指を挟むことがあります。どのような対策をとればよいでしょうか？ また、この部分は洗浄等で変形や溶接外れが発生し、隙間が拡がってしまいマウスが逃亡することがあります。変形および破損防止策や対応、マウスが逃亡できない隙間（間隔）についても教えてください。

答8

ワイヤー（メッシュ）接合部の不具合は、常にチェックが必要です。ワイヤーが曲がっていたり、接合部がはがれる等のトラブルがあると、動物が傷つく場合があります。日常のチェックである程度の発生は防止できるでしょう。なお、ケージの蓋等に異常がないにもか

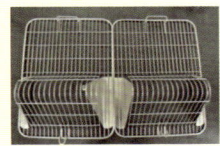

破損ケージ

かわらず、動物が傷つく場合は器材メーカーに相談しましょう。非金属製のケージ蓋も販売されています。その他、エンリッチメント資材をケージ内に設置することで、マウスの意識がエンリッチメント資材に集中し、蓋に指を挟む率を減少できる可能性もあります。

マウスが逃亡できない隙間は、マウスの頭が通らない間隔です。なお、系統によっては離乳前の子マウスが活発なため、系統の活動の特性を十分に把握して上蓋を準備する必要があります。上蓋に隙間が確認され、逃亡の可能性が考えられる際は、発見次第、逃亡防止策を講じましょう。

問9 エンリッチメント

おすすめのエンリッチメント資材を教えてください。

答9

群飼育が基本の社会性のある動物種は、群飼育が最初に考えるべきエンリッチメントです。まず、群飼育の可否を検討するよう心がけてください。群飼育の際は、ファイティングによる外傷だけではなく、バーバーリングによる強い個体からの執拗なグルーミングなどにも注意が必要です。

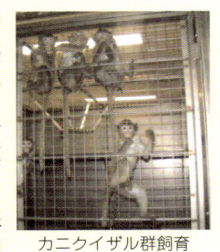

カニクイザル群飼育

エンリッチメント資材は、さまざまな研究者がその効果を確認し、学会や雑誌等で報告しています。動物種、目的によって使い分ける必要がありますので、文献等を調べてみましょう。

マウスやラットが飼育中にファイティングを起こした際にどのように対応すればよいでしょうか? エンリッチメントは効果がありますか? 効果がある場合、その効果が出るのにどのくらいの期間がかかりますか?

答10

ファイティングに対して、エンリッチメントの効果はあるとされています。種々のエンリッチメント資材が攻撃を受けている個体の逃亡先（攻撃を回避できるシェルター）となることがありますので、ファイティングの多い動物種では試してみるべきでしょう。マウスやサルでその効果が報告されています。なお、エンリッチメントの種類等で効果が出るまでの期間は動物種によって異なります。たとえば、サ

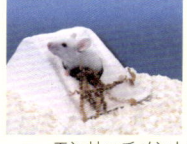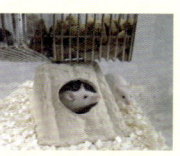

エンリッチメントシェルターと巣材

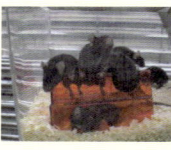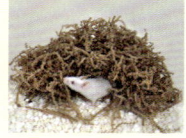

エンリッチメント巣材

ルでは群飼育もエンリッチメントですが、ペアの相性は、ペアリングで異なり、すぐには判断できません。

問11　エンリッチメント

エンリッチメント資材の導入について教えてください。認知症モデル等の神経変性疾患モデルマウスは、月齢非依存的にファイティングが多発します。エンリッチメント資材等で少しでもファイティングの影響を軽減し、供試動物数の削減を図りたいのですが、これらのモデル動物の解析にはおもに行動実験が実施されるため、エンリッチメント資材の導入に困難を要します。推奨されるエンリッチメント資材はありますか?

答11

認知症モデルとエンリッチメント資材の関係を調査した学術論文があればよいのですが、なかなか見つかりません。ファイティングを減らすことで供試できる動物数を確保することが目的であるならば、隠れる場所を提供できるエンリッチメント資材の提供で、ある程度ファイティングは防止できると思います。ただし、認知症の指標（たとえば行動指標）に変化が生じる可能性を考慮し、事前検証は必要です。なお、動物がかじるタイプのエンリッチメント資材は行動指標への影響が少ないと考えられます。

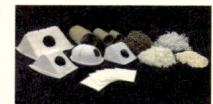
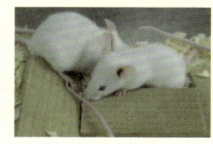

エンリッチメント各種

問12 ケージ

床敷き交換の理想的頻度と指標はどう設定するのが適切でしょうか？ 飼育室内のアンモニア濃度である場合、その許容される濃度を教えてください。また、ケージ交換における交換頻度および指標も教えてください。

答12

床敷き交換回数は、動物種、系統、体重（大きさ）、収容匹数、哺育中か否か等さまざまな条件によって変わります。『ILAR ガイド第 8 版』では、動物の特性によって変わりますが、一般的に 1 週間以内の交換が推奨されています。また、通常生産業者では 1 回〜 2 回／週を基本としており、床敷きを廃棄する際、ケージの底に湿った床敷きが張り付いている状況では、汚れすぎと判断されます。各施設で、動物種や飼育条件ごとに指標（床敷きの湿り具合やケージ内のアンモニア濃度等）を見つけて、回数を決定することを推奨します。なお、交換が頻回すぎても動物にとってストレスになるので注意が必要となります。ちなみに、糖尿病モデルでは尿量が多くなるので、頻回の交換が必要です。

飼育室のアンモニア許容濃度は、20ppm までとされています。（『実験動物の技術と応用　実践編』公益社団法人日本実験動物協会編、アドスリー参照。注意：あくまでも飼育室内のアンモニア濃度である点に注意してください。）。200 ± 50ppm のアンモニア濃度の環境で、4 日間飼育したラットの気管粘膜にいずれも急性炎症の病変を認めた経験があります。また、マウス、ラットの肺内における *Mycoplasma pulmonis* の増殖は、アンモニア 20ppm の環境では非暴露群との間に有意差が認められませんでしたが、50 および 100ppm では著しく増加した、という報告もあります（『実験動物の環境と管理』山内忠平ら著、アドスリー）。上述のようなアンモニアの気管や肺組織への影響は、微生物の侵襲と相乗的に作用して呼吸器の疾病を誘発することも考えられます。

給水

実験動物の飲料水は、地域によって硬度に違いがありますが、その硬度（硬水・軟水）によって問題が生じることはありますか？

答13

地域差はありますが、日本国内の場合、ほとんど問題はないでしょう。なお、米国では地域により飲水の硬度に差があり、高硬度水の環境下で、ラットに水腎症が多発した報告があります。もし、動物が本来の表現型と違う場合は、飲水に問題があると考えられます（Lab. Animal Science, 38(4), August 1988.）。また、硬度の違いで水道から生成したRO水等により生化学的実験等に影響が出るという報告があります。どうしても気になるようであれば、滅菌パックされた飲用水が販売されていますので、その使用をご検討ください。純水精製装置等を用いて、給水を行ってもよいでしょう。

問14 給水

免疫不全マウスを飼育する際に給水瓶に塩酸水を入れて給水を行っていますが、給水瓶内の細菌は、時間経過によってどれくらい増殖しますか？ それに伴う給水瓶の交換周期も教えてください。

答14

塩酸でpHを2.5〜3.0に調整した水（塩酸水）は、水中での緑膿菌の増殖や水を介した飼育室内での緑膿菌の伝播を抑えることができるため、免疫不全マウスの飼育でマウスに与える水として使用されています。なお、マウス個体から緑膿菌を排除することはできないので注意が必要です。ただし、カビはpH2.0〜8.5の広い範囲で生育が可能で、酵母も酸性生育限界値はpH3.0とされており、ほかにも低いpHで発育できる微生物が存在することから、すべての菌を排除できるわけではありません。また、マウスが塩酸水を飲んだときに、マウスの口中の食物残渣などが混入し、水質が悪くなることも考えられるので、塩酸水も、塩酸でpHを調整していない水と同様の周期での交換が推奨されます。なお、マウス5匹飼育のケージに1週間与えた後の塩酸水を、ハートインフュージョン寒天培地を用いて好気的条件下で培養した実験結果では、菌は発育しなかったという報告（第51回日本実験動物技術者協会総会講演要旨集 P08）があります。下記参考資料に要旨を記載します。

Ⅰ 飼育

Ⅱ 施設

Ⅲ 動物、飼料および物品の出荷および受け入れ

Ⅳ 繁殖

Ⅴ 実験処置、麻酔および安楽死法

Ⅵ 動物福祉

Ⅶ 法令

【参考資料】

塩酸添加飲水群としては、5匹/ケージで飼育している5つのケージのマウスに、滅菌給水瓶を用いて、塩酸を添加してpH2.5～3.0に調整した未滅菌水道水（塩酸添加飲水）を与え、給水瓶交換後、1、3、5、7日目に給水瓶中の塩酸添加飲水を採取した。菌の培養には、培養の際に塩酸添加飲水のpHの影響が及ぶことを除くため、塩酸添加飲水をポアサイズ0.2μm滅菌フィルターで濾過し、濾過に使用したフィルターを試料として使用した。

未処置水群としては、5匹/ケージで飼育している5つのケージのマウスに、滅菌給水瓶を用いて未滅菌水道水を与え、給水瓶交換後、1、3、5、7日目に給水瓶中の水を採取し、菌の培養には、採取した水を滅菌蒸留水で10倍段階希釈したものを使用した。

それぞれの群の給水瓶作成と同時に塩酸水あるいは水道水を充填した給水瓶中の水を各群のコントロールとし、検討期間中、同じ飼育室の隅に立てて保管した。

菌の培養には、ハートインフュージョン寒天培地を使用し、37℃48時間培養した後、培地上のコロニー数を計測した。

塩酸添加飲水のpHは、7日目までほぼ変化はなく2.5から3.0の間を示し、未処置水群のpHは、7.0から7.5であった。給水瓶に注入する水道蛇口から採取した水道水の残留塩素濃度は0.25ppmであったが、未処置水群の給水瓶中の水の残留塩素濃度は、交換後1日目に0.1に下がり、最終日には検出限界以下（0.05ppm）まで低下した。

塩酸添加飲水群では、給水瓶交換後7日目まで菌の発育は見られなかったが、未処置水群は、交換翌日から菌数が増え、最終日には8logCFU/mlを超える菌数まで上昇していた給水瓶があり、途中での給水瓶交換が必須であると考えられた。塩酸添加飲水群では7日間水中での菌の発育はなかったものの、水中にはマウスの口からの食物残渣などの多くの有機物が混入し飲水としての質は悪化しているため、未処置水群と同等のスケジュールでの給水瓶交換が望ましいと思われる。

実験動物の飲料水に対しての消毒薬の添加濃度（ppm）の指標を教えてください。また、施設の微生物学的統御のレベルによって、飲料水に対しての消毒薬の添加濃度は変える必要があるでしょうか？必要がある場合、施設の何を指標として濃度を変えればよいのでしょうか？

答 15

塩素系消毒薬の添加濃度は5ppm前後が推奨されます（『実験動物の技術と応用　実践編』公益社団法人日本実験動物協会編、アドスリー参照）。E.R. BAUMAN（1962）は、短時間（5～10分）の接触時間でpH 7.0～8.5のとき、病原性の細菌やウイルスを確実に破壊するには5ppmの残留濃度の遊離塩素を維持するよう推奨しています。Les（1968）は、酸処理・塩素添加水（pH2.5および10ppm 塩素）が C3H/HeJ および C57BL/6Jマウスの繁殖に及ぼす影響を6か月にわたって試験し、水処理の悪影響はまったくないことを示しています。このように10ppm以下であれば、動物に与える影響はないと言われており、2～10ppmの範囲で微生物学的統御のレベルによって、添加濃度は設定してください。

また、緑膿菌の増加を抑えるには2ppmの塩素添加が必要との報告があります。なお、残留塩素の目標値は0.5～2.0ppmが一般的です．オートクレーブ処理水を給水瓶で使用する際、残留塩素濃度は10ppmがよいでしょう。

給水瓶の場合は、交換頻度により塩素濃度を考慮する必要があります。基本的には、交換直前で1ppm程度であればとくに問題ないレベルと考えられます。

自動給水の場合は、配管内の塩素濃度が低下することを防止するために定期的なフラッシングを行い、末端の給水口の濃度を2ppm以上に保つ必要があります。自動給水と給水瓶による給水、どちらにおいても、末端の（交換直前の）給水口でこれらの濃度が保たれていることが要求されます。給水源のタンク等で塩酸または塩素を添加しても、途中の配管で消費されてしまう場合がありますので、必ず給水口（ノズル）でチェックするとよいでしょう。また、消毒薬として塩素または塩酸を添加する場合、塩酸でpH2.5～3.0、塩素で10～15ppmとされています。

2 清掃、消毒、殺菌、滅菌

問16 消毒

おすすめの飼育室の消毒方法を教えてください。

答16

動物が収容されている状態と、動物がいない状態で方法は変わります。また、飼育室の広さ、使われている素材等によっても変わります。動物がいない状態では、高水準あるいは中水準の消毒液を使用したほうがよいでしょう。動物がいる状態では、飼育管理作業終了後に掃き掃除・拭き掃除を行い、その後消毒液を用いて、拭き掃除を週1回以上行うことが基本です。飼育室内の壁は、消毒液を用いて清拭を月1回以上実施します。消毒液は効果を確認し、施設の管理方法に適した濃度、用量で使用することが望ましいです。これらを目安とし、飼育室・区域ごとに清掃・消毒の作業内容と頻度を定め、実施結果を記録することを推奨します。なお、清拭消毒により消毒薬が気化し、ヒトへの安全衛生や実験動物への実験成績への影響が出ないように配慮してください。消毒薬の水準に関しては、『消毒と滅菌のガイドライン』（厚生省保健医療局結核感染症課監修、小林寛伊編集、へるす出版、1999）をご参照ください。単一の消毒液のみを用いるのではなく、何種類かの消毒液をローテーションして使用することで、さまざまな微生物の駆除につながります。施設の構造により異なるため、各施設で検討し、そのデータから判断してください。

問17 消毒

日常の清掃消毒に用いる消毒薬について推奨されるものを数種類教えてください。また、対応する細菌、ウイルスに応じて一定の周期で消毒薬を使い分けることがありますが、消毒をどのような組み合わせで何種類使用するのがよいか、さらに、それぞれの切り替え頻度の最適な時期を教えてください。

Ⅱ 施設

Ⅲ 動物、飼料および物品の出荷および受け入れ

Ⅳ 繁殖

Ⅴ 実験処置、麻酔および安楽死法

Ⅵ 動物福祉

Ⅶ 法令

消毒薬のローテーションによる使用例をお示しします。
通常、目的別に汎用されます。
　①10％塩化ベンザルコニウム（第四級アンモニウム塩）
　②塩酸アルキルジアミノエチルグリシン（両性界面活性剤）
　③次亜塩素酸ナトリウム
　④ヨーソ化合物
　⑤二酸化塩素剤
　⑥消毒用エタノール液
上記は対象となる微生物・細菌・ウイルス等により、効果が異なるので、施設の管理方法に適した薬液、濃度、用量、切り替え頻度を選ぶ必要があります。
消毒薬の切り替えについては、各施設で複数の消毒薬が混合しないように日ごと、週ごとに一定の間隔で使用することが望ましく、施設ごとに手順書を設定するとよいでしょう（消毒薬で耐性菌が出現することはありません）。

問18　消毒

微酸性電解水（微酸性次亜塩素酸水）を、飼育室等の管理エリアの消毒剤として採用することを検討しています。噴霧消毒に使用するアルコールに代替することは殺菌効果の面で可能でしょうか？　その際のメリットとデメリットを教えてください。

答18

微酸性電解水（微酸性次亜塩素酸水）とは、塩酸、または塩酸に塩化ナトリウム水溶液を加えて適当な濃度に調製した原液を、無隔膜電解槽で電気分解することにより得られる次亜塩素酸を主成分とする水溶液で、希釈したpH5.0 ～ 6.5、有効塩素濃度は10 ～ 80ppmを示す殺菌作用が高い電解水です。アルコールより消毒効果は高いです。
【メリット】
　・ヒト、動物への安全性が高い
　・臭い、残留性がほとんどない
　・強い殺菌力を有する
【デメリット】
　・金属を腐食する恐れがある
　・希釈した次亜塩素酸ソーダは時間の経過とともに消毒効果が低下する
　・有機物（汚れ）に触れると効果が得られないおそれがある

Ⅰ 飼育

Ⅱ 施設

Ⅲ 動物、飼料および物品の出納および受け入れ

Ⅳ 繁殖

Ⅴ 実験処置、麻酔および安楽死法

Ⅵ 動物福祉

Ⅶ 法令

問19 消毒

塩化ベンザルコニウムによって消毒管理されている飼育室および飼育器材で繁殖を行うと、繁殖効率に著しい低下が認められることが報告されています（Natureのトピック等）。実際の使用状況等について教えてください。

答19

妊娠までの期間が延長したり、産子数の減少、母親マウスの妊娠後期や出産中の死亡があったと報告している論文があります。実際に使用している施設について確認したことはありませんが、繁殖を目的とした飼育では留意して行いましょう。

問20 清掃

飼育作業終了後にモップがけ等の清掃をすると、湿度が上昇します。この湿度上昇は衛生環境に対して影響はありませんか？

答20

清掃消毒時に一過性に湿度の上昇が見られる場合があります。マウス・ラットの飼育室の湿度は50 〜 60％に設定されているため、設定から大きく逸脱している場合は、施設管理者に連絡しなければなりません。一方、換気により速やかに湿度が低下するのであれば、大きな問題はないと考えられます。湿度上昇が長時間にわたる場合は、空調機器のトラブル等の可能性があります。また、日和見感染菌の増殖や動物への悪影響も考えられますので施設管理者との綿密な連携が必要です。

飼育室のクリーンアップ（清掃・消毒の一連の作業）の方法として、ホルマリン以外にいくつかの方法が出てきていますが、最新の情報を教えてください。

答 21

二酸化塩素、過酢酸系（残留毒性、臭いもあまりないもの）、オゾン、弱酸性次亜塩素水、過酸化水素ガスを用いたクリーンアップがあります。それぞれメリット、デメリットがありますので、ご検討ください。

問 22　清掃

推奨されるクリーンアップの実施頻度はどのくらいでしょうか？ また、微生物モニタリングや、環境モニタリングでしっかりと清浄度が保たれている場合は、定期的に実施する必要はないのでしょうか？

答 22

微生物モニタリングや環境モニタリングは、その飼育室の採材時点の状況把握はできますが、将来の感染事故等の予防ではありません。定期的なクリーンアップにより、感染症等の事故発生の危険性が低下し、予防にもつながります。したがって、できる限り定期的なクリーンアップは行うべきです。クリーンアップの方法にもよりますが、実験動物の生産や繁殖を目的としない実験目的の施設では、最低1年に1回程度のクリーンアップ頻度を設けることが望ましいです。また、空調機の停止を伴う設備工事、飼育室内の設備改修工事、飼育動物種の変更がある場合にも、クリーンアップ作業を行う必要があります。

問 23　消毒

飼育器材の効果的な消毒方法を教えてください。

Ⅰ 飼育

Ⅱ 施設

Ⅲ 動物、飼料および物品の出荷および受け入れ

Ⅳ 繁殖

Ⅴ 実験処置、麻酔および安楽死法

Ⅵ 動物福祉

Ⅶ 法令

答23

飼育器材の材質によって方法は異なります。器材の素材に合わせ、基本はオートクレーブ滅菌です。熱等による影響が懸念されるものには、紫外線照射、低温ガス滅菌がおすすめです。直接動物が触れるような器材であれば、低刺激性の消毒薬を用いた清拭・噴霧消毒もあります。汎用される消毒液を以下に記載します。
①10％塩化ベンザルコニウム（第四級アンモニウム塩）
②塩酸アルキルジアミノエチルグリシン（両性界面活性剤）
③次亜塩素酸ナトリウム
④ヨウ素化合物
⑤二酸化塩素剤
⑥消毒用エタノール
その他の方法としては、ビニール等で密閉した器材を放射線照射や電子線照射により滅菌する方法も効果的です。

問24 滅菌

オートクレーブで滅菌された器材をクリーン区域内で保管する場合、何日間滅菌器材として有効なのでしょうか？ その判断基準等はありますか？

答24

滅菌後、クリーン区域内での保管に関しては、理論的にはクリーン区域の清浄度が低下しない限り、滅菌器材として有効です。ただし、器材の使用目的や、クリーン区域の目指す清浄度合いによって変わってきます。重度免疫不全マウスを飼育する施設で使用する器材、とくに手術時に使用する器材であ

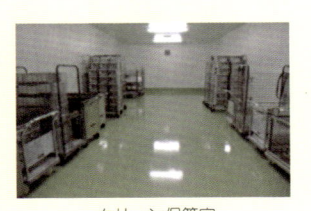

クリーン保管室

れば、使用する直前に滅菌するべきです。クリーン区域と言ってもコンベンショナル動物を維持する施設の場合は、ある程度長期間保管が可能であると考えられます。有効期間の日数や判断基準は、保管場所のクリーン度や滅菌器材の梱包状態、一定期間保管した器材の付着菌検査結果などにより、施設ごとの判断による基準を明確にして設定することが重要です。

問 25　消毒

アルコール消毒は一部のウイルスには効果がないそうですが、どういった場合にアルコール消毒が有効でしょうか？

答 25

使用濃度（70％エチルアルコール）の場合、炭疽菌、破傷風菌、*Clostridium piliforme*（ティザー菌）等の芽胞およびパルボウィルスなど一部のウイルスに対する殺菌効果は期待できませんが、実験動物領域で忌避される黄色ブドウ球菌、肺炎球菌、ネズミコリネ菌などのグラム陽性菌や、緑膿菌、ヘリコバクター、ネズミチフス菌などのグラム陰性菌、皮膚糸状菌などの真菌、マウス肝炎ウイルス、センダイウイルスなど一部のウイルスには有効です。また、毒性が少ないため、施設玄関での手指消毒や、飼育室・実験室の作業台の消毒等、簡易的な消毒を行うには非常に便利な消毒方法です。

問 26　殺菌

日常の清掃での効果的な空間殺菌方法を教えてください。

答 26

空間殺菌方法としては、オゾン、紫外線照射、二酸化塩素ガス、ホルマリンガス等によるものがありますが、動物が収容されている状態の飼育室では選択できません。動物収容中の飼育室の空間清浄度を保つためには、飼育室内の給排気のバランスを保ち、オールフレッシュな外気をヘパフィルターでクリーンにした給気を行い、換気回数10回／時間以上とすることが望ましく、日常の清掃・消毒では空間殺菌は必要ありません。なお、ヘパフィルターを使った空調管理が行われていて感染症が発生していない動物施設における空間の消毒は、あまり重要ではないと考えられます。

Ⅰ 飼育

Ⅱ 施設

Ⅲ 動物、飼料および物品の出納および受け入れ

Ⅳ 繁殖

Ⅴ 実験処置、麻酔および安楽死法

Ⅵ 動物福祉

Ⅶ 諸般

問27 消毒

開封後の消毒薬はどのくらいの間使用できるでしょうか？

答27

開封後の消毒薬で問題となるのは、消毒効果の低下と消毒薬そのものに対する細菌汚染です。消毒薬の種類、保管場所、保管温度などさまざまな要因の影響を受けるので、各消毒薬の取扱説明書で確認してください。

問28 清掃・消毒

動物を継続的に飼育している飼育室において、推奨される清掃・消毒の方法や頻度を教えてください。床だけではなく、壁、天井および照明等についても聞きたいです。長期飼育中の飼育室の壁について、推奨される清掃・消毒の頻度についても教えてください。

答28

飼育室内の壁は、消毒液を用いて清拭を月1回以上行います。消毒液は効果を確認し、施設の管理方法に適した濃度、用量で行います。飼育室・区域ごとに清掃・消毒の作業内容と頻度を定め、実施結果を記録することをおすすめします。問16でお答えしたように、複数の消毒剤をローテーションして使用するとよいでしょう。床や飼育棚については、できるだけ毎日清掃を行うべきです。壁、天井および照明等は1週間に1回程度で十分でしょう。低刺激性の消毒薬を滅菌済雑巾等に浸して、拭き取り掃除をすることが推奨されます。なお、消毒薬に対して耐性菌は生じないとされていますが、消毒薬ごとに効果を示す対象が異なりますので、ローテーションでの使用が推奨されます。

【参考文献】
1）辻明良：感染制御のための消毒の手引き、ヴァンメディカル、東京、2004
2）Damani NN：Manual of Infection Control Procedures（2nd Edition）, Greenwich Medical Media, 2003

動物用飲水作製に大量の塩酸添加水を取り扱う場合、環境および作業者に対して安全な方法で、かつ費用のかからない、適切な排水の仕方を教えてください。

答 29

排水する前処理として、中和させることが必要です。10倍程度の水に少しずつ塩酸添加水を撹拌しながら注ぎ、その後、重曹を少量ずつ入れます。泡が出なくなれば、排水できます。

動物実験施設からの排水は排水タンクに貯め、排水タンク内のpHを市町村の基準に合わせて調整して排水するので、飼育エリアでの排水については排水管に影響がない限り検討は不要なところもあるようです。

問 30　消毒・殺菌

SPF飼育エリアにあるパスルームおよびパスボックスの運用について教えてください。当施設ではパスルーム、パスボックスからの搬入時には空間噴霧して消毒しています。殺菌灯も点灯するようになっているのですが、どのようにして搬入するのが最も効果的でしょうか?

答 30

パスボックスおよびパスルームの空間噴霧および拭き取り消毒を行い、搬入する物品においても滅菌もしくは拭き取り消毒を行った上で、噴霧消毒薬が充満しているパスルーム、パスボックスに物品を入れ、殺菌灯を照射しておくことが効果的だと考えられます。殺菌灯は影になっている部分は効果が薄いと言われており、拭き取り消毒をすることが必要不可欠です。ただし、人や動物が通過する際は、

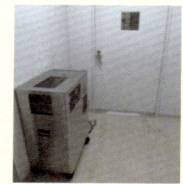

オゾン燻蒸装置室外機をパスルームに設置

紫外線や消毒剤の使用には注意が必要です。近年では、パスボックスおよびパスルームにおけるオゾン殺菌装置や二酸化塩素燻蒸装置等も販売されており、効果的です。ただし、オゾンの長期使用によって、コンセントや火災報知器の金属部が腐食するおそれがありますので、注意すべきです。

Ⅰ 飼育

Ⅱ 施設

Ⅲ 動物、飼料および物品の搬出および受け入れ

Ⅳ 繁殖

Ⅴ 実験処置、麻酔および安楽死法

Ⅵ 動物福祉

Ⅶ 法令

問 31 殺菌

殺菌灯の効果とその範囲を教えてください。たとえば、パスボックスや更衣室等、どの程度の照射時間でどの程度の殺菌作用があるのでしょうか？ 殺菌灯の効果が出る範囲（距離、遮蔽物等の有無）はどの程度なのでしょうか？

答 31

紫外線殺菌灯による殺菌の効果は温湿度などの条件により異なりますが、すべての病原性微生物に対して有効で、かつ対象となる微生物に耐性を与えることはないというメリットがあります。ただし、紫外線が直接照射されている表面にのみ効果があるため、影になる場所や遮蔽物があると殺菌効果は得られません。また、紫外線は距離の二乗に反比例して減弱しますので、殺菌灯を設置する場所の広さと高さへの注意が必要です。殺菌灯の効果については、国立衛生試験所（現・国立医薬品食品衛生研究所）の試験データがありますのでご参照ください。

殺菌灯の数と設置場所広さの目安は、10m²当たり15W殺菌灯1本です。殺菌灯は、使用時間の経過により出力が低下して殺菌効果が減少するので、使用場所（使用頻度）ごとにあらかじめ交換頻度を設定しておく必要があります（連続点灯約3,000〜4,000時間が交換の目安）。このように種々の要因が影響しますので、使用される条件で殺菌灯（紫外線）の線量を測定し、有効な照射時間などの条件を判断しておくことが重要です。

参考として『実験動物施設における滅菌・消毒作業マニュアル―標準操作手順―』（前島一淑ら編、ソフトサイエンス社、1988）およびWatanabe Y, et. al.：Exp. Anim. 38, 305-311, 1989. より、実験動物領域で分離される各種微生物に対する紫外線照射の効果に関する成績を以下に解説します。

一般細菌：殺菌灯からの距離1mの場合も2mの場合も、15分の照射では菌種によって殺菌効果にばらつきがあるものの、60分の照射ではどの菌種も4.7logCFU/ml以上の低下が確認された。

マイコプラズマ（Mycoplasma pulmonis, M. arthritidis, M. neurolyticum）：殺菌灯からの距離1mでは15分間の照射によって不活化されたが、距離2mでは、15分の照射では少数の生残が認められ、30分の照射により完全に不活化された。

ウイルス：殺菌灯からの距離2mの場合, エンベロープを持つセンダイウイルスが5分で2.3logPFU/ml, 30分以内に7.3logPFU/ml以上の減少を示したのとは対照的に、エンベロープを持たないウイルス（Reovirus type 3やMouse encephalomyelitis virus）は、紫外線に対する抵抗性が高く、とくにReovirus type3では、距離2mでは60分の照射でも2logPFU/ml減少したにすぎなかった。ウイルス種（とくにエンベロープの有無）によって紫外線感受性に差があるので注意が必要である。

表面の噴霧消毒のみで飼育室へ搬入しなければならない物品（動物輸送箱等）の消毒時の注意点を教えてください。またPCや測定機器等、精密機器の搬入時の消毒方法についても教えてください。

答 32

物品を持ち込まなければいけない飼育室が要求する清浄度により対処方法は異なります。

動物が入っている輸送箱は、消毒薬の噴霧だけでは不安な場合、加えて紫外線照射および消毒薬に浸した布巾で清拭消毒を行うとよいでしょう。その際、動物に影響が出ないように気を付ける必要があります。

精密機器については、メタノールラジカル（MR）ガス等を浸透させることが可能で、腐食しないガスを使用するとよいのですが、ガスを使った滅菌ができない場合は、消毒薬に浸した布巾等を固く絞り、拭き取る等の表面消毒のみで持ち込まなければなりません。その際は、他の実験動物室等の実験動物に対する共通感染源に汚染されたことがない（未使用）ものを使用するとよいでしょう。なお、精密機器に対応できるホルマリン滅菌機も販売されていますので、ご検討ください。厳格に清浄度を維持する必要があるエリアの場合は、精密機器等では専門の業者に滅菌を依頼することも1つの選択肢です。

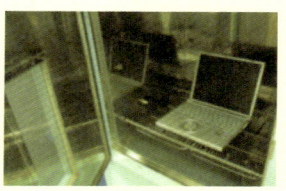

ホルマリン滅菌機による
精密機器の滅菌

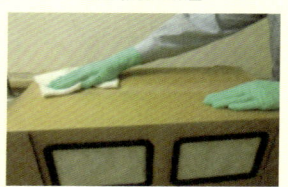

輸送箱清掃

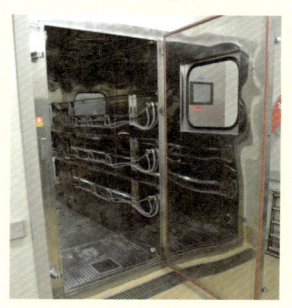

ケミカルパスルーム

コンベンショナルエリアへの正しい物品の持ち込み方法を教えてください。

郵便はがき

料金受取人払郵便

中野局承認

7003

差出有効期間
2020 年 5 月
31 日まで

1 6 4 - 8 7 9 0

0 4 0

東京都中野区東中野 4-27-37
**(株)アドスリー
編集部 行**

お名前　フリガナ（　　　　　　　　　　　）

　　　　　　　　　　　　　　　　ご年齢（　　　）才　男・女

ご住所（〒　　　　　　−　　　　　）

ＴＥＬ（　　−　　−　　）ＦＡＸ（　　−　　−　　）

E-mail

ご所属

業種	□教育関係者　□研究機関 □医療関係者　□会社員 □学生　　　　□その他（　　）	職種	□会社役員　□会社員 □教員　　　□研究員 □学生　　　□その他（　　）

Adthree Publishing Co.,Ltd.　　http://www.adthree.com/

■出版事業部
　医歯薬・理工系を中心とした専門書出版、テキスト出版、自費出版。
■シンポジウム事業部
　各種シンポジウム・学術大会の運営、開催をトータルにサポートします。
■学会事務局
　学会事務に関わる様々な業務を代行いたします。

ご購入いただき誠にありがとうございます。
お手数ですが、下記項目にご記入いただき弊社までご返送ください。

ご購入書籍名

本書を何で知りましたか？
□ 弊社図書　□ 弊社 HP　□ 雑誌およびメディア紹介　□ 広告
□ 書店　□ その他（　　　　　　　　　　　　　　　　　）

本書に関するご意見をお聞かせください。
内容　　　　（大変良い・普通・良くない）
　　　　　　（わかりやすい・わかりにくい）
価格　　　　（高い・適正・安い）
レイアウト　（見やすい・普通・見づらい）
サイズ　　　（大きい・普通・小さい）

具体的に

上記関連書籍で良くお読みになられる書籍（雑誌）

関心のあるジャンル（最近購入したもの・今後購入予定のもの）

今後、具体的にどのような書籍を読みたいですか？

弊社発行の書籍およびシンポジウムの案内を送らせていただいております。
今後、案内等を希望されない場合には下記項目にチェックをしてください。
□ 希望しない

I 飼育

II 施設

III 動物、飼料および物品の出荷およびお手入れ

IV 繁殖

V 実験処置、麻酔および安楽死法

VI 動物福祉

VII 法令

答 33

コンベンショナル動物でも、病原性微生物への感染は、動物福祉上、極力避ける必要があります。また、コンベンショナル施設へ害悪なウイルス等を持ち込み、動物が、そのウイルスに感染すると、実験や飼育に影響が出ることもあります。したがって、可能な限りSPF施設への物品の持ち込みに準じて実施する必要があります。滅菌および消毒可能な物品は滅菌または消毒後持ち込むことを推奨します。オートクレーブ滅菌ができないものは、表面の消毒薬による消毒、紫外線照射殺菌等を経てから持ち込むのがよいでしょう。

問 34 清掃・消毒

掃除および消毒に用いる道具を常にクリーンな状態で使用にするには、どのような対応をすればよいでしょうか? 通常、消毒剤・殺菌剤が作業中に付着・浸漬するため、あまり気にしていませんが、推奨される交換頻度や注意点を紹介してください。

答 34

使用の都度、オートクレーブ滅菌をすることが望ましいですが、難しい場合は、水で洗浄、薬液消毒、乾燥することをお奨めします。乾燥が不十分な場合、カビが発生するおそれがあります。
消毒剤や殺菌剤でも万能なものはありません。週に1度はモップの部分はオートクレーブを、柄の部分は紫外線照射や消毒薬に浸した布巾での清拭等を行うことを推奨します。

問 35 滅菌

すべての掃除器具は使用後にオートクレーブで滅菌しているのでしょうか? ほうき・ちりとり・モップ・バケツ等、予算的に耐熱でないものを使用せざるを得ない場合がありますので、微生物学的に清浄を保ちつつ繰り返し使用できる方法を教えてください。とくにほうきについて気になっています（現状は、水洗い後アルコール噴霧している程度ですが、どれほどの意味があるのか疑問です）。

SPFまたはそれ以上の清浄度が求められる施設内で使用する場合は、オートクレーブ滅菌が可能なものを選びましょう。

清浄度が求められる施設で使用するものは、オートクレーブ滅菌または消毒液、紫外線照射に耐え得る素材の清掃用具を選ぶことが大切です。

オートクレーブが可能な素材であればよいのですが、できる限りプラスチック等、水を吸着しない素材のものを推奨します。なお、木材の場合は、水分を吸着し、環境細菌が増加する原因となる可能性があるので、水洗が容易な、乾燥しやすい材質、さらにオートクレーブ滅菌が可能な掃除器具を選ぶのがよいでしょう。

問 36　清掃・消毒

バリア内で使用するケージや給水瓶の消毒はどれくらいの頻度で実施するのが適切ですか？ その交換頻度の設定根拠も教えてください。

答 36

ケージや給水瓶の消毒や交換の頻度はとくに定められていません。これらは施設の方針や動物の特性、数により変化するものと思われます。たとえば、床敷き交換のときに定期的にケージや給水瓶等を交換し、清掃、滅菌も同時に実施すると、作業が複雑化せず、効率的です。

一方、ケージの交換頻度が頻回すぎても動物にとってストレスになるので注意が必要となります。週1回程度を基本とし、尿や糞の量が多く、臭や汚れが気になるケージは適宜交換するとよいでしょう。

給水瓶に関しては、瓶内の残留塩素濃度は日々低下します。週1回以上は交換する必要があります。

I 飼育

II 施設

III 動物、飼料および物品
の出荷および受入れ

IV 繁殖

V 実験処置、麻酔
および安楽死法

VI 動物福祉

VII 承認

3 モニタリング

問37 清浄度評価

飼育室の環境モニタリングについて、ルーティーンで行うことができる清浄度評価のための方法を紹介してください。

答37

飼育室の環境モニタリングとして、飼育室温度、湿度、照度、清浄度、気流、気圧、換気回数、騒音および臭気の確認が挙げられます。清浄度評価のための代表的なモニタリングとして、落下細菌検査があります。実施方法としてはいくつか考えられますが、動物を飼育しているか否か、それらが床敷き飼育か否か、マウス、ラット、その他の動物種により、さらに免疫不全か否か等で落下細菌数の許容数が異なります。また、検出しようとする細菌種によって使用する培地も異なります。各飼育室の目標値は、清浄後の落下細菌数のデータを積み上げ、設定するとよいでしょう。つまり、必要以上に厳しくせず、目標範囲を過去のデータを基に設定し、それを逸脱した場合（多い場合だけではなく少ない場合も）、原因を究明し、対応できる体制作りが必要です。

問38 飲水

飲水の細菌、重金属等の分析は定期的に実施するべきでしょうか？

答38

飲水の検査は定期的に実施するべきです。自動給水システムを採用している場合は、自動給水配管末端における飲水の定期検査に加え、給水ノズルの定期的な清掃／交換や、給水システムのフラッシング等の実施を推奨します。

微生物モニタリング

おとり方式の微生物モニタリングを3か月に2匹検査しているのです
が、どの程度信頼できるのでしょうか？ 動物室の大きさと適切なお
とり動物数の関係について教えてください。また、おとり方式のモニ
タリングを行う際の注意点等も教えてください。

答 39

対象とする病原性微生物の種類、および陽性率と検出率の関係から信頼度
が変わります。検査機関に適切な検査手法、頻度、おとり動物（またはおとり
としての床敷き）等について相談することをおすすめします。

飼育室の動物飼養数とおとり動物の匹数の関係（信頼性）については、実
験動物中央研究所よりデータが報告されていますのでご参照ください。

伝搬性が低い感染症はおとり動物に感染しにくく、感染症の発見が遅れる、
または発見できない可能性がありますので注意が必要です。

一般に、ラックごとに1ケージ、おとり動物を入れたケージを準備すると信頼
性を向上させることができると思います。

実験動物の糞尿を含む床敷をおとり動物のケージに入れ感染しやすい環境
を作ることは必須と考えられますが、これらの床敷を混和しても感染が成立
しない病原微生物もありますので、おとり動物で検査結果を判断する場合に
は注意が必要です。なお、PCRの信頼性は以前より向上しており、糞便や体
表の拭き取りで、一部の項目を除き検査が可能になっています。

おとりに使う系統（普通のSPFマウス系統か免疫不全のヌードマウスか等）
によっても信頼性は上がりますので、実験の種類、目的により設定してくださ
い。

近年、IVCシステムの採用が増えていますが、一部の機器では、排気を集塵
し、PCRで検査できるシステムを採用されています。検討することを推奨し
ます。

4 動物の取り扱いおよびトラブル

問 40 取り扱いでのトラブル

動物を床に落としてしまった際の適切な対応方法を教えてください。

答 40

飼育水準により対応方法が異なります。

動物を別ケージに戻し、異常の有無を観察しましょう。床の消毒が徹底されている場合には、外傷等の異常が見られなければ、そのまま使用してよいという判断ができます。打撲等の異常がある場合は、獣医師に相談してください。治療等のケアが必要な場合は、獣医師の指示に従って治療してください。治療することが動物にとって大きな苦痛につながると判断された場合は、獣医師に相談した上、安楽殺処置することをおすすめします。

問 41 ケージ交換

ケージ交換の際、前回給餌した餌が残っていた場合、捨てずに再利用してもよいか、その判断や基準について教えてください。

答 41

基本的には処分するべきですが、コストと動物や試験への影響を考えた上で、各施設で決定するべき事項です。カビ等が生える可能性があるため、1週間以上経っても餌が残っている場合は、廃棄を推奨します。1週間に1回はケージ交換することを前提にすると、次回のケージ交換時までにちょうど食べ切る量の餌を与えることが望ましいです。また、日常的に点検を行い、動物および餌、水の状況を把握することが必要です。

施設管理

飼育室と手術室間、動物飼育施設と施設外の実験室間の動物の適切な移動方法について教えてください。また、遺伝子組換えマウスの動物等の移動では、輸送箱に「遺伝子組換えマウス在中」と明記するべきでしょうか？

答 42

それぞれの施設で、動物種や微生物学的グレード、それぞれの飼育室と手術室のクリーン度等条件によって考え方が異なると思います。施設ごとの取扱手順書を作成し、それに従うべきでしょう。
動物の移動については、遺伝子組換えか否かを問わず、逃亡防止ができる形状の箱に入れ、輸送箱を落としたりしても動物が逃亡できないようにしておくことが適切な対応です。また、SPF動物等は感染を防げるフィルター付の輸送箱を使用することが重要です。

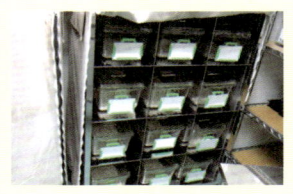
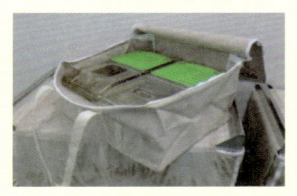

遺伝子組換えマウスの移動の場合に、輸送箱に「遺伝子組換えマウス在中」と明記するべきかについては『遺伝子組換え生物等の使用等の規則による生物の多様性の確保に関する法律（カルタヘナ法）実験動物に関するQ＆A』より抜粋します。
遺伝子組換え実験の過程において行われる運搬は実験の一部であって、研究開発二種省令第七条（運搬にあたって執るべき拡散防止措置）に規定する運搬に当たりません。一方、研究開発第二種省令別表第四第一号ロ（3）には「実験の過程において組換え動物等を実験室から持ち出しするときは、遺伝子組換え生物等が逃亡その他拡散しない構造の容器に入れること」とあります。
ご質問の別の部屋に移動するという行為は、組換え動物等を実験室から持ち出す行為に当たると解釈でき、この場合は遺伝子組換え動物等が逃亡その他拡散しない構造の容器を使用することが原則です。施設および実験室の態様と管理方法から執るべき拡散防止措置に適した容器を選択して移動してください。なお、当該移動が運搬に該当する場合は、輸送容器の見やすい個所に取扱注意を要する旨の表示等の研究開発二種省令第七条に定められた執るべき拡散防止措置を講じなければなりません。

問43 遺伝子組み換え動物の管理

遺伝子組換え動物の飼育管理の場合、拡散防止の意味でも動物の匹数管理が必須ですが、成体の匹数管理、とくに産子の匹数管理で工夫していることはありますか?

答43

各施設によってさまざまな工夫がなされています。個体番号をつけ、管理する方法が一般的で、マイクロチップを使用する方法やペン等を使う方法などさまざまです。管理する匹数が多い施設では、個体番号を付けるにとどまらず、PCによる個体データ管理を実施している施設もあります。具体的な方法として以下の方法が示せます。

- ・各ケージにラベルを張り、ケージ内の動物数を記載する
- ・利用者が実験に使用する、交配させるなどでケージ動物の数が増減する場合はその都度記載する
- ・週に1度はラベルとケージ内の動物数の整合性を確認し、毎月1回は統計をとる
- ・離乳前の動物もカウントする
- ・食殺などが起きるので、ケージ交換の際に注意深くチェックする

床敷きで複数飼育されている場合、ケージ交換の際には取り出し忘れのないことを確実に確認する必要があります。

新生子や幼若動物の匹数管理には注意を要します。床敷交換時に床敷きに紛れて遺伝子組換え管理区域外に搬出してしまう事故が頻繁に報告されています。この場合も遺伝子組換え動物の逸走に該当します。つまりカルタヘナ法違反になります。これを防ぐために、常に匹数をチェックする必要がありますが、新生子へのストレスも考慮し、原則生後1週間は床敷き交換を行わないというルールを作っている研究機関もあります（東北大学動物実験センター）。生後1週間が経つと、床敷きに紛れて廃棄される事故も減ると考えられるためです。

Ⅱ 施設

Ⅲ 動物 飼育および物品 の出荷および受け入れ

Ⅳ 繁殖

Ⅴ 実験処置 解剖 および安楽死法

Ⅵ 動物福祉

Ⅶ 法令

日常の動物観察時にチェックする項目を教えてください。また、観察により異常を発見した場合の対処方法を教えてください。

答 44

『図解・実験動物技術集Ⅱ』（一般社団法人日本実験動物技術者協会編、アドスリー）に、実験動物、一般状態の観察の留意点が記載されています。それによると1) 全身状態、2) 体制・姿勢、3) 意識・態度、4) 活動性、5) 歩様、6) 発声、7) 筋・神経系、8) 反射、9) 呼吸、10) 心（脈拍）、11) 体温、12) 被毛、13) 眼、14) 耳、15) 鼻、16) 口腔、17) 外陰部、18) 排糞、19) 尿、20) 飲食行動、と記載されています。ほかには、外観異常を動物種ごとにチェック項目を設けるとよいでしょう。なお、あまりチェック項目を限定してしまうと、項目以外の異常を見落とす可能性がありますので、注意が必要です。いずれにしても、技術者の観察力が要求されますので、気付いた事象はすべて記録および報告をするとよいでしょう。

異常を発見したときの対処としては、異常の内容によりますが、人道的エンドポイントに当たる異常であれば安楽殺、感染症が疑われる場合は隔離（ケージごとにフィルターキャップ）または安楽殺、わずかな変化であれば給餌および給水状態ならびに同居動物の確認をして継続した観察を行います。これらも実験の種類を考慮して対応しましょう。感染症が疑われ、隔離した場合は、必要に応じて検査も行います。

いずれの場合も、ただちに獣医師または施設管理者への連絡を行い、施設としての対処方法を検討しなければなりません。

Ⅰ 飼育

Ⅱ 施設

Ⅲ 動物、飼料および物品
の出荷および受け入れ

Ⅳ 繁殖

Ⅴ 実験処置、麻酔
および安楽死法

Ⅵ 動物福祉

Ⅶ 法令

問 45　観察記録

動物の状態観察記録について、遺伝子組換えマウスの目的とする系統特異的な性質をどこまで異常として認識するようにしたらよいのでしょうか?

答 45

施設ごと研究者ごとに考え方が異なると思います。前出の一般状態のほかに、遺伝子組換えにより生じることが予測される項目、体長、体幹、体重等の増減、免疫学的異常の有無等を加えるとよいでしょう。しかしながら遺伝子組換えマウス（他の動物種も同様）は、どこに異常が発生するかわかりませんので、実験または施設ごとに設定が必要です。ただし、人道的エンドポイントにかかわるような症状が出るようであれば、異常として認識したほうがよいでしょう。また、事前にエンドポイントを設定しておくとよいと思います。処置方法については、獣医師と相談の上、方針を決定してください。
系統特異的な変化については、実験によっては重要なデータとなります。目的に応じて記録の方法を検討しましょう。必ず発現する症状であればマークシート式にして通常の観察所見とは別に記録し、必要に応じてグレーディングを行うことも推奨されます。

問 46　ケージ交換

ケージ交換を行う場合、ブタは神経質であるため、給餌とケージの掃除時間を決めて行います。マウスやラットの場合もブタのようにケージ交換等の作業を一定の時間で行うのがよいのでしょうか?

答 46

「*どの動物種においても生体リズムはあるため、一定の時間で作業を行うことが望ましいです。ただし、マウスやラットは夜行性ですので、人の作業時間を考えると、昼間に作業せざるを得ません。一般的にマウスやラットは、そう神経質ではないようですが、ケージ交換した場合、新しい環境に馴化し正常に戻るのに数時間程かかる場合があるようですので、ケージ交換後に問題のないことを確認できる時間をとるように作業を行うとよいでしょう。また、実験等で床敷等の状態観察が必要な場合もあることがあります。ミーティング等で作業を確認するとよいでしょう*」（『実験動物の技術と応用 入門編』公益社団法人日本実験動物協会編、アドスリーより引用）。

動物福祉に配慮して、メッシュボトムケージから床敷きケージに替える施設が多いと思います。プラスチック製ケージでは給水瓶や自動給水ノズルを差し込む方法がとられると思いますが、水が漏れた場合、動物の溺死や濡れた床敷きによる体温低下で健康状態の悪化や、実験処置の負荷がかかっている場合は死亡する危険性もあります。水漏れ事故への対策について教えてください。

答 47

漏水による死亡事故は、頻繁に起こる可能性があり、動物飼育技術者が神経を使う事柄です。まず、漏水の少ない給水瓶やノズルを使用する必要があります。普段にこれらをチェックし、不具合のあるものは破棄する、また、漏水事故の多いノズル製品は他製品に変えることも考慮することが重要です。

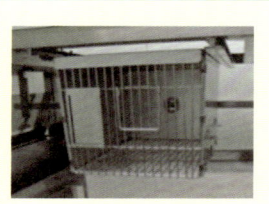

メッシュボトムケージ

普段の飼育管理では、給水瓶やノズルをセットする前に、きちんと飲水が出ること（給水できること）、漏水がないことを確認する必要があります。なお、動物種、系統によってはノズルで遊ぶ性質を持つ個体が、床敷き片等を詰めてしまうことが考えられます。したがって、飼育室退出の際に、漏水等の有無を確認する必要がありますし、土日や祭日問わず、

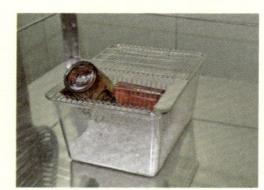

プラスチック製ケージ

1日1回は必ずチェックする体制を取る必要があります。

大規模な生産施設の自動給水設備では、一定量の飲水減少があった場合に、警報が出るシステムを取り入れると効果的です。エンリッチメント資材による避難場所を準備、給水瓶を容量の少ないもの、あるいは水の量を減らすことで水没する範囲を少なくする等の工夫も有効です。

Ⅰ 飼育

Ⅱ 施設

Ⅲ 動物、飼料および物品の出荷および受け入れ

Ⅳ 繁殖

Ⅴ 実験処置、麻酔および安楽死法

Ⅵ 動物福祉

Ⅶ 法令

問48 飼料による影響

粉末飼料給餌を行った後に固形飼料へ変更したところ、不正咬合および顎下部腫脹（膿瘍）が認められました。飼料の形状（固形・粉末）が臨床症状に影響することはありますでしょうか？ また、対応策を教えてください。

答48

まれに、粉末飼料の給餌により、不正咬合および不正咬合によって惹き起こされる顎下部腫脹（膿瘍）が観察されることがあります。この例では、粉末飼料給餌時にすでに不正咬合が始まっていた可能性を否定できません。なお、げっ歯類では、固形飼料等、堅いものをかじることで、歯の伸長を防ぐことができま

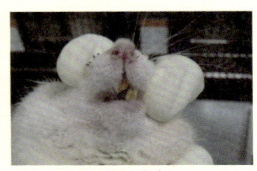

不正咬合

すので、粉末給餌による不正咬合を防ぐためには、かじるためのエンリッチメント資材の投入が効果的である場合があります。また、不正咬合や歯の伸長に対して、歯を削り短くすることで、その後安定して摂餌ができることが多くあります。

問49 動物の受け入れ

ブリーダーから入荷した動物が個体ごとに分けられて輸送箱に入っていましたが1つのケージにまとめてもよいでしょうか？

答49

通常、同じ輸送箱の個体を同居させることが推奨されますが、系統や性別によっては、同居によりファイティングなどが起こる場合があります。この例では個別に梱包されてきたとあるので、退役動物や特殊な系統等であり、同居するとファイティングを起こす可能性が高い動物であると推測されます。この場合は、同居飼育は難しい場合が多く、単独での飼育が推奨されます。

摂水不良

小動物（マウス、ラット、モルモット）の検疫馴化において、個別飼育で行うと摂水不良（自動給水のノズルが見つけられず、摂水ができていない）状況が発生する場合があります。対応策を教えてください。

答50

> マウス、ラット、モルモット等小動物の同居飼育の場合、飲水の飲み方がわからない個体が発生する確率は低いのですが、個別飼育の場合は注意が必要です。検疫期間中であっても、個別飼育の必要性は低いと考えられます。どうしても個別飼育が避けられない場合、給水が下手な系統や個体に対しては、給水ノズルや給水瓶の先管を飼育ケージ側面に押し付け、水が出ることを示して、接触する機会を増やすと、効果がある場合があります。

問51 **モルモットの突然死**

モルモットの突然死について教えてください。具体的には検疫期間中では剖検所見なし、または肺の赤色化が認められた例や試験期間中では剖検所見なし、または感作性試験中の陽性対照群で胸水の貯留が認められた例が確認されています。いずれも感染症検査では検出されませんでした。このような実験の影響や周囲の環境に異常が認められない場合の死亡（突然死）という事象をどのように捉えればよいのでしょうか？

答51

> モルモットでは、定期的に微生物モニタリングを実施し、SPFを保っていることを確認していても突然死が発生することが知られています。微生物モニタリングの結果を確認し、病原性の微生物感染がなかった場合、下記の影響も考えられます。
> - ①飼育施設内の金属音等の影響：金属音等が影響しストレスを与えることがある
> - ②においの影響：新しい飼育室などでは、モルモットのにおいの定着があるまで、飼育されているモルモットにストレスを与えることがある
>   これらが該当しない場合、微生物モニタリングを継続し、供給業者に相談しましょう。

Ⅰ 飼育

Ⅱ 施設

Ⅲ 動物、飼料および物品の出廉および受入れ

Ⅳ 繁殖

Ⅴ 実験処置、麻酔および安楽死法

Ⅵ 動物福祉

Ⅶ 法令

問52 **イヌのファイティング**

イヌを運動場で遊ばせた際、イヌ同士の喧嘩により負傷しました。留意点、対応策等を教えてください。

答52

遊ばせる前に、お見合いをさせて様子を観察し、相性を確認しましょう。相性が悪ければ同時に遊ぶことがないよう時間帯をずらす等の方法をとることが望ましいです。常時観察し、喧嘩が起きることのないよう注意しましょう。技術者の観察力が求められます。

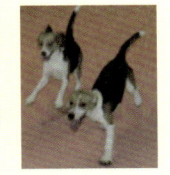

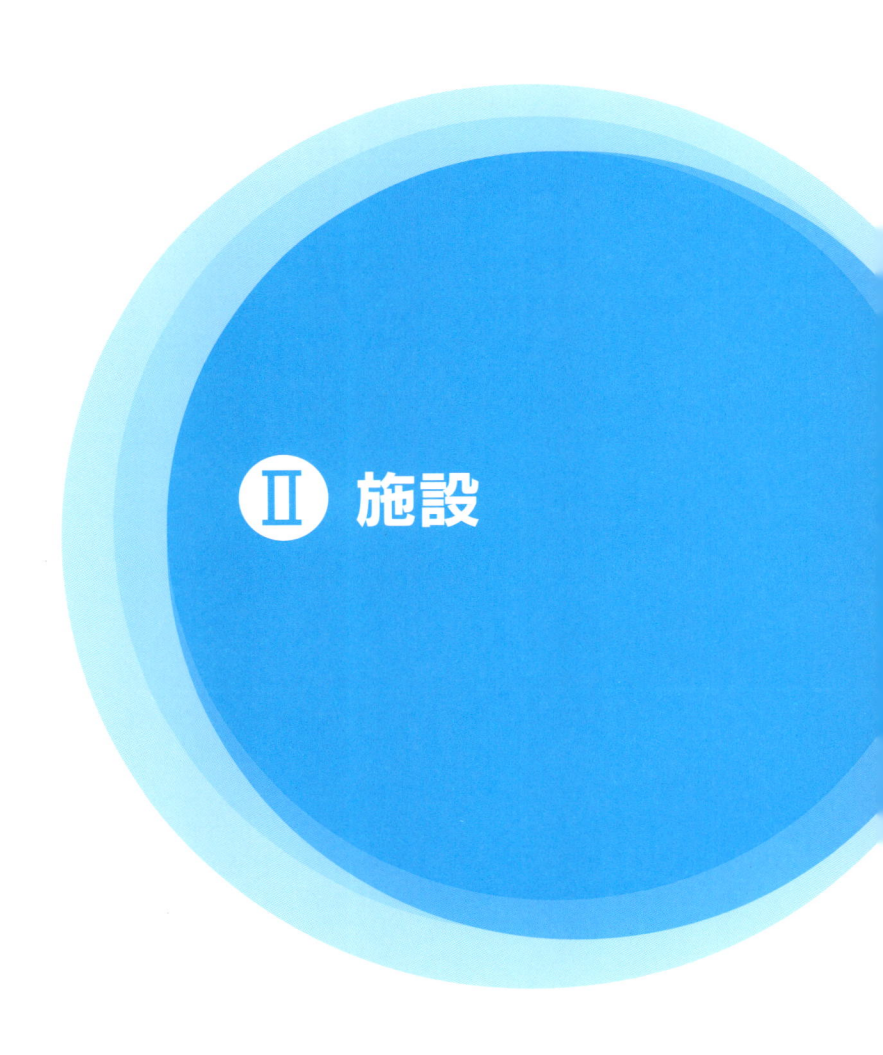

Ⅱ 施設

1 環境管理

問 53 **SPF の基準**

**SPFの項目は施設により異なりますが、何を基準にすればよいで
しょうか? どのようにして項目を決めていますか?**

答 53

各施設で必要な項目を精査し、決定するべき事項です。なお、日本実験
動物協会、FELASA（Federation for Laboratory Animal Science
Associations）等の推奨メニューが公表されています。また、国立大学
法人動物実験施設協議会の実験動物授受に関するガイドライン（http://
www.kokudoukyou.org/pdf/kankoku/juju/juju_hyou1_121221.
pdf）や、実験動物中央研究所 ICLAS モニタリングセンターのコアセット
を参考にするとよいでしょう。各ブリーダーが実施している微生物検査
項目も参考になります。

問 54 **温湿度**

**動物飼育の温湿度は、各種試験ガイドラインにより異なりますが、
日本において推奨される基準値を教えてください。**

答 54

準拠する試験のガイドラインや学会、一般社団法人日本建築学会や公益社
団法人日本実験動物学会等の指針を参考に設定するとよいでしょう。「日本
において推奨される基準値」として、環境省が出している『実験動物の飼養
及び保管並びに苦痛の軽減に関する基準の解説』（環境省自然環境局総務
課動物愛護管理室編、アドスリー、2017）を参考にしてはいかがでしょうか。
参考箇所を抜粋します。この基準値を基に、施設ごとに設定するべきであり、
設定した理由を明確にしておくことが必要です。

実験動物施設（飼育室）における環境条件の基準値

	マウス、ラット、ハムスター、モルモット	ウサギ	サル、ネコ、イヌ
温度	20 〜 26℃	18 〜 24℃	18 〜 28℃
湿度	40 〜 60%（30%以下 70%以上になってはならない）		

日本建築学会編：実験動物施設の建築及び設備、アドスリー、2007、p.48、表Ⅳ-9 改変

一般的な実験動物に関するマクロ環境の推奨温度

動物	温度（℃）
マウス、ラット、ハムスター、スナネズミ、モルモット	20 〜 26
ウサギ	16 〜 22
ネコ、イヌ、霊長類	18 〜 29
家畜及び家禽	16 〜 27

『ILARガイド第8版』p.48、表3.1 一部改編

問55 照度

動物をケージで飼育している場合、ラックの種類や置く段によって照度が変わりますが、飼育室の照度はどこを基準として考えればよいでしょうか？ その基準は飼育環境を反映しているのでしょうか？

答55

試験ガイドラインや学会、一般社団法人日本建築学会や公益社団法人日本実験動物学会等の指針を参考にするとよいでしょう。これらの基準値を基に、施設ごとに設定するべきであり、設定した理由を明確にしておくことが必要です。動物飼育室の照度は床上85cmで150 〜 300lxとされています（『実験動物の技術と応用　実践編』社団法人日本実験動物協会編、アドスリー　参照）。日本実験動物環境研究会では床上10 〜 85cmで150 〜 300lxを推奨しています。

Ⅰ 飼育
Ⅱ 施設
Ⅲ 動物、飼料および物品の購入および受入れ
Ⅳ 繁殖
Ⅴ 実験処置、麻酔および安楽死法
Ⅵ 動物福祉
Ⅶ 法令

照度

飼育室の照度が300lxを超えてマウスが飼育されていました。こ
れらの影響、対応策にはどのようなものがありますか? 逆に150lx
以下ではどのような影響がありますか?

答56

照度が300lxを超えると性周期や、哺育行動等に影響が出るとされてい
ます。また、アルビノでは、とくにラットで影響が出るという報告があり
ます。『実験動物の技術と応用 実践編』(公益社団法人日本実験動物協会
編、アドスリー)等を参考にするとよいでしょう。150lx以下では、暗す
ぎてヒトの作業に影響が出るとされています。

繁殖面では、マウスの離乳までの死亡率は、ケージ内の照度が5lxでは
5%、500lxでは50%、ラットでは250lxでは産子数が最も多く、15lxで
は発情しない個体が増加するという報告があります(『実験動物の技術と
応用 実践編』公益社団法人日本実験動物協会編、アドスリー参照)。

『ILARガイド第8版』には床上約1mにおいて400lxの照度まではアレ
ルゲンの網膜への障害を防ぐための管理上の注意が払われているなら
ば、げっ歯類にとって許容されるレベルであると記載されています。照
度が不足している場合は、生殖サイクルに影響が出る可能性があります。
ただし、指針によってはラック中段の動物において40lxを推奨している
場合もあります。

I 飼育

II 施設

III 動物、飼料および物品の出荷および受け入れ

IV 繁殖

V 実験処置、麻酔および安楽死法

VI 動物福祉

VII 法令

問57 照明

明暗時間は、12時間間隔が適正なのでしょうか? 開始時間はどう設定すべきか教えてください。

答57

とくに決まりはありません。ただし、15日の連続照明で、ラットでは連続発情をきたすようになり、繁殖不良になるとされ、12時間の明暗サイクルで最も安定した性周期を繰り返し、照明時間が大きくなるにつれ性周期が不安定になる傾向があると報告されています（『実験動物の技術と応用 実践編』公益社団法人日本実験動物協会編、アドスリー）。

開始時間は、施設ごとの作業時間と関連して設定することが望ましいです。数多くの論文において12時間での明暗リズムが採用されています。研究者の実験内容、また、先行論文を参考にして時間を設定するとよいでしょう。開始時間は利用者の出入りの時間から設定するとよいでしょう。

問58 手洗い

動物実験を行う場合に推奨される手洗いの方法、手袋の装着方法を教えてください。

答58

手洗い、手袋の装着方法は、その目的によって大きく異なります。ヒト組織を扱う実験現場では、医療現場と同様の清浄度およびバイオハザード対策が求められます。そのためのガイドラインがいくつか出ています。なかでも『医療現場における手指衛生のためのCDCガイドライン（Guide for Hand Hygine in Health-Care Setting）』を参考にするとよいでしょう（CDC：Centers for Disease Control and Prevention）。

手洗いの際は、爪や指の間もしっかりと石鹸で洗います。洗浄後は手袋着用前にアルコール等で消毒を行います。手袋着用後も消毒液で表面を清潔にします。手洗い方法について、拭き取り検査を用いた手洗い講習を行ってみたらいかがでしょうか。

手袋装着方法については、外科処置に用いる場合は無菌手袋の装着方法を参考にしてください。通常の飼育に用いる場合は、実験の目的または扱う動物種・系統により検討してください。

動物施設への入室資格として、ペットや他施設の動物に接していない期間が必要としている施設がありますが、妥当と考えられる期間を教えてください。

答 59

動物施設ごとに異なります。ペットとの接触や他の実験動物との接触後の、飼育施設への入室は、それぞれの施設で方針を決定せざるを得ません。

筆者の経験では、他の動物施設へ入室後48時間の間を置くこととしている施設から、1週間の間を置くこととしている施設がありました。非常に高い清浄度を求められるバリアの場合、飼育室ごとの移動も制限している例があります。通常は求められる清浄度の高い飼育室から作業を開始し、徐々に清浄度の低い部屋へ移動する方法がとられます。

農水省の家畜伝染病予防法では「ブタにおいて、当日に他の畜産関係施設に立ち入った者（家畜防疫員、獣医師、家畜人工授精師、飼料運搬業者およびその他の畜産関係者を除く）及び過去一週間以内に海外から入国し、又は帰国した者を、必要がある場合を除き、衛生管理区域に立ち入らせないようにすること。また、過去四月以内に海外で使用した衣類及び靴を衛生管理区域に持ち込まないこと。やむを得ず持ち込む場合には、事前に洗浄、消毒その他の措置を講ずること」と明記されています。これを参考に、動物施設のSPF等を考慮して、期間を設定してください。

問 60 　感染防御

ペットを保有している飼育者からの感染防御方法（どんな感染症があり、どうやって防ぐか）を教えてください。

答 60

動物施設ごとに考え方や運営方針は異なります。感染源となる病原性微生物は、たとえばSPFのマウスを飼育する現場では、家庭でのげっ歯目のペットの飼育は注意が必要です。これは飼育者を介して、飼育施設の動物へ伝播する可能性があるためです。感染症の発生を防ぐために、ペット飼育者の出入りを禁止する方法を推奨します。また、施設玄関に消毒（エタノール等）あるいは手洗い場を設け、手指消毒の徹底を行い、シャワーおよび更衣してから入室してもらうことも有効な方法です。

Ⅰ 飼育

Ⅱ 施設

Ⅲ 動物、飼料および物品の出荷および受け入れ

Ⅳ 繁殖

Ⅴ 実験処置、麻酔および安楽死法

Ⅵ 動物福祉

Ⅶ 法令

問61 飼育室の材質

飼育室における床材、壁材、天井の理想的な材質を教えてください。

答61

『実験動物の技術と応用』（公益社団法人日本実験動物協会編、アドスリー）より引用します。
「動物室では、洗浄、消毒のために水や消毒薬を使用することが多いので、床は耐水性、耐摩耗性、耐薬品性の材料で施行する。また、棚や器材によるくぼみができにくく、発塵性の少ないことにも配慮する。塵挨の堆積を防止し清掃を容易にするために、床仕上げ材は壁面に床面から10～15cmの立ち上がりを設け、隅にはアールをつけることが望ましい。ウサギ、イヌ、サル、ブタなどの水の使用量の多い部屋では、適当な勾配をつけた完全防水床とする。害虫類の侵入防止および悪臭防止のため床にはトラップ付きの排水溝を設ける。内壁の仕上げは亀裂が生じにくく、耐水、耐薬、耐摩耗性、耐衝撃性の材料を用いて施行する。天井も耐水、耐薬の材料で施行するのが望ましい。天井裏から室内への汚染を防ぐために、天井面の密閉には十分に配慮する」

問62 排水溝

飼育室内に排水溝があることによるメリットとデメリットがあると思いますが、具体的にどのようなことでしょうか？

答62

排水溝（排水口）が衛生昆虫や野鼠等の侵入口になる可能性があります。水封を管理すればよいですが、水封が滞留することなく定期的に洗浄しないと微生物学的汚染源になり得ますので注意が必要です。
【メリット】
・水洗を十分に行うことができ、消毒剤を多く使用する湿式の清掃が容易となる
【デメリット】
・不適切な管理の場合、臭気の発生や虫等の侵入、微生物の温床となる可能性がある

害虫対策

飼育室の害虫対策はどのようなものがありますか？ 留意点等を教えてください。

答63

すべての侵入路を防いでも侵入してくる昆虫すべてを防ぐことは困難です。ただし、飼育室入室までにオートロック式（エアータイト型）の扉を複数設け、複数のドアが同時に開かないシステムにすることで、ある程度の侵入を防ぐことが可能です。とくにシャワー室（ウェットおよびドライ）の設置は有効と考えられます。

ゴキブリの防御には整理整頓が効果を発揮します（『実験動物の技術と応用 実践編』公益社団法人日本実験動物協会編、アドスリー参照）。

排水口等がある場合はトラップの水を切らさないようにします。虫を発見した場合は、ラックの隅など虫が溜まりそうな場所に動物に影響が出ない範囲で殺虫剤（ネグホン等）を噴霧します。

なお、害虫駆除の専門業者が複数ありますので、相談するとよいでしょう。殺虫剤を使用した場合は、その旨を記録しましょう。

問64 **害虫対策**

昆虫の侵入防御対策とその確認方法を教えてください。また、その侵入した昆虫がげっ歯類に感染させる感染症とその頻度も教えてください。

答64

動物施設の入室までの間のドアをエアータイト式の電磁ロック等にし、同時開放状態を極力減らすシステムで運用するとよいでしょう。げっ歯類への感染原因の有無についてはあまり情報がありません。しかしながらゴキブリはサルモネラなど消化器系の病原体を運搬することが確認されています（『実験動物の技術と応用 実践編』公益社団法人日本実験動物協会編、アドスリー参照）。

なお、モニタリング方法についても害虫駆除の専門業者に相談するとよいでしょう。飛翔昆虫および歩行性昆虫用のトラップを一定期間設けて虫の侵入を監視することができるようです。

Ⅰ 飼育

Ⅱ 施設

Ⅲ 動物，飼料および物品の出荷および受け入れ

Ⅳ 繁殖

Ⅴ 実験処置・麻酔および安楽死法

Ⅵ 動物福祉

Ⅶ 法令

問65 野鼠

野鼠の持つ感染症の種類とその保有状況を教えてください。

答65

野鼠は、多くの感染症の原因となる微生物を持つ可能性があります。また、ほぼすべての個体で、蟯虫などの寄生虫や原虫を持っていますので、ひとたび侵入するとその排除が困難です。野鼠による微生物感染症の保有率の調査を組織的に実施された記録を見出していませんが、過去、大阪、梅田地下街で捕獲した野鼠では、Hanta Virus 陽性の個体がいたことが確認されています（川俣順三ら）。なお、野鼠の捕獲調査は定期的に実施されています。学会等で発表されていますので、参考にするとよいでしょう。

【参考資料】

林元ら：東京と神奈川県で捕獲されたクマネズミ，ドブネズミにおける微生物調査：実験動物施設の潜在的な感染源として．実験動物技術，52(2)，67-76，2017.

（要約）

林元らが東京および神奈川県で捕獲された野生のクマネズミ（*Rattus rattus*）やドブネズミ（*Rattus norvegicus*）の微生物について、26項目の微生物を調査した結果、*Helicobacter* spp.、*Pasteurella pneumotropica*、*Filobacterium rodentium*（CAR bacillus）、*Streptobacillus moniliformis*,、*Staphylococcus aureus*、*Pseudomonas aeruginosa* が確認されており、野生のクマネズミ、ドブネズミは、実験動物のラットに感染する可能性のある様々な微生物を保有しており、実験動物飼育施設において潜在的な感染源となることが明らかとなり野生のクマネズミ、ドブネズミが感染源となり得ることを認識する必要がある。

問66　廃棄物

感染性廃棄物と通常の廃棄物の線引きを教えてください。

答66

環境省大臣官房 廃棄物・リサイクル対策部が発行している『廃棄物処理法に基づく感染性廃棄物処理マニュアル』に以下のように定義が示されています。

なお、実験動物は一般廃棄物となっています。

感染性廃棄物の具体的な判断に当たっては、1、2または3によるものとする。

1 形状の観点

(1) 血液、血清、血漿及び体液（精液を含む）（以下「血液等」と言う）

(2) 手術等に伴って発生する病理廃棄物（摘出または 切除された臓器、組織、郭清に伴う皮膚等）

(3) 血液等が付着した鋭利なもの

(4) 病原微生物に関連した試験、検査等に用いられたもの

2 排出場所の観点

感染症病床、結核病床、手術室、緊急外来室、集中治療室及び検査室（以下「感染症病床等」と言う）において治療、検査等に使用された後、排出されたもの

3 感染症の種類の観点

(1) 感染症法の一類、二類、三類感染症、新型インフルエンザ等感染症、指定感染症及び新感染症の治療、検査等に使用された後、排出されたもの

(2) 感染症法の四類および五類感染症の治療、検査等に使用された後、排出された医療器材、ディスポーザブル製品、衛生材料等（ただし、紙 おむつについては、特定の感染症に係るもの等に限る）

通常、医療関係機関等から排出される廃棄物は「形状」、「排出場所」および「感染症の種類」の観点から感染性廃棄物の該否について判断ができるが、これらいずれの観点からも判断できない場合であっても、血液等その他の付着の程度やこれらが付着した廃棄物の形状、性状の違いにより、専門知識を有する者（医師、歯科医師及び獣医師）によって感染のおそれがあると判断される場合は感染性廃棄物とする。

なお、非感染性の廃棄物であっても、鋭利なものについては感染性廃棄物と同等の取り扱いとする。

2 安全管理

問67 災害対策

飼育室で作業中に災害が発生した場合の対応について教えてください。

答67

第一に身の安全や避難経路の確保をします。災害対策マニュアルを日頃から整備し、その対応を講じておく必要があります。災害対策マニュアルには、災害に応じた（地震等によるラックやケージの倒壊、動物室の破損または火事災害）想定をした避難経路や方法、避難場所、実験を継続させるための対策を収載し、作業者へ配布しておくとよいでしょう。また、日頃から避難経路の確保のため、薬品瓶等の破損を防ぐ安全な棚や落下防止、破損しない容器に収容する等の対策も必要です。

また、大学等の共同利用施設では、施設内で実験を行っている研究者等の利用者に対する対策を考えておく必要があります。発災直後には利用者がどの部・各部屋に人がいないことを確かめ、動物逸走防止のために扉がしまっているかの確認等が必要です。緊急時にこれらのことを冷静沈着に実施するためには、日頃の災害対策・避難の訓練が欠かせません。

次に、研究者や施設職員が動物実験を行っているときに災害が発生した場合、実験処置中や手術中の動物をどうするかも考えておく必要があります。原則的には、動物はただちに安楽殺処置を施さなければなりません。もちろんその時間的余裕がある場合に限られますが、緊急時の安楽殺法も日頃考えて置く必要があります。

なお、2011年3月11日の東日本大震災における動物施設等の記録や教訓は、次の文献に詳しく、参考になります。

・東日本大震災・東北大学動物実験施設報告書：http://www.ilas.med. tohoku.ac.jp/others/report_earthquake2011.pdf
・東日本大震災の教訓を活かせ!! 体験者が伝える　実験動物施設の震災対策, アドスリー, 2011

I 飼育
II 施設
III 動物、飼料および物品の出庫および受入れ
IV 繁殖
V 実験処置、麻酔および安楽死法
VI 動物福祉
VII 法令

**災害時の実験を継続させるための対策として飼育室における動物の
逃亡防止等どのような対応が必要でしょうか。**

答 68

> 災害時の動物の逃亡防止については、過去の震災時の経験が参考になりま
> す。飼育架台およびケージの耐震策が必要となります。ケージが飼育装置か
> ら落下しない構造にすること、飼育装置自体の耐震策、各種機器の転倒・落
> 下防止対策を確認し、対応していない場合は対策を講じる必要があります。
> IVCのようにケージ自体が固定されているとなおよいでしょう。
> 過去の震災時の対応に関しては、さまざまな論文が存在しますので、それら
> が参考になります。
> また、日頃から飼育室のドアは閉めて作業し、災害時の避難の際にも、必ず
> ドアを閉めて避難するようにしましょう。動物の系統によっては、個体復元用
> 受精卵等のバックアップ体制を整えておくことも重要です。

問 69 災害対策

**災害時等に備えて、各施設内に懐中電灯を配置していますが、その
ほかに配置しておく必要な物はありますか。**

答 69

> BCP（Business Continuity Plan）マニュアルの整備や、災害時の避難
> 経路および消火器の配置図、緊急連絡先、電話機等、災害時に利用しやす
> いよう設置することが重要です。また、ヘルメット、ヘッドライト、施設内に泊
> まり込む可能性を考慮し、非常食や飲用水、小型の自家発電機（携帯電話
> の充電もできる）等があると便利です。防災用のストックはすべてにおいて
> 必要です。
> 通常の防災時のストックのほかに、実験動物に関係するものも日頃から準備
> しておきましょう。たとえば、飼料や飲水、床敷きなどは最低どの程度準備
> する必要があるかを計算し、日頃から備える必要があります。飼料や床敷の
> 備蓄は1か月分が目途になります。消耗品についてはローリングストックとい
> う方法を推奨します。また、給水が止まったことを想定し、飲水をストックす
> るのみならず、必要な水を運ぶことができるよう、ポリタンク等を準備する
> 必要もあります。これに関する学会発表や学術雑誌も参考になります。

Ⅰ 飼育

Ⅱ 施設

Ⅲ 動物、飼料および物品の出荷および受入れ

Ⅳ 繁殖

Ⅴ 実験処置、麻酔および安楽死法

Ⅵ 動物福祉

Ⅶ 法令

問 70 災害対策

可動式のラックにおける地震対策として、タイヤのストッパー等どのように設置するべきなのでしょうか？ また、労働安全に関してはどのような対策が考えられますか？

答 70

阪神淡路大震災では、可動式ラックにおいてストッパーをかけていなかったため、ラックが動き、ケージの落下やラックの倒壊がなくてよかったという報告がありました。一方、ラックが動いてしまい、作業員が在室していた場合、作業者が危険にさらされたといった報告もありました。では、可動式ラックはフリーにして置くべきでしょうか、それとも固定すべきでしょうか。筆者の東日本大震災からの経験から、可動式ラックを車輪のストッパーを掛けずに置くのは動物にも飼育室にいる研究者や飼育技術者にとってもきわめて危険です。可動式ラックを可動のまま置くとラックが激しく移動し、研究者や飼育技術者が危険にさらされます。また単にストッパーを掛けるだけではラックは転倒するため、アンカー等を用いて床と壁、場合により天井にしっかり固定すべきです。そしてケージは必ず落下防止対策をしなければなりません。このことにより、震度5から6の地震においても動物の逸走防止や飼育室内の人の安全に有効であると思われます。

問 71 危機管理

休日出勤では、1人で作業するため他の作業者の動物室の出入りがありません。作業中に動物室で意識を失う等の事象に対し、どのような対策をとったらよいでしょうか？

答 71

休日出勤したときの、危機管理体制と捉えて検討するべき事項です。複数人の出勤が不可の場合、1人で作業せざるを得ない状況は、さまざまな現場で想定されます。各事業所または組織ごとに危機管理方法として出勤、退出、退社時に上司や管理者に連絡を取る等ルールを決め、また、入室状況が把握できるシステムを構築する必要があります。

安全管理体制

動物室内での安全管理に関する実技講習は、一般的に各事業所で行われておりますでしょうか？ また、行われている場合、どのような項目が中心となるでしょうか？

答 72

項目によって、事業所ごとに実施されるものと、講習会等に参加するものがあります。事業所ごとに、オートクレーブ等機器の扱いに関する安全管理や、薬品、法令順守に関するもの、動物に関しては、アレルギー対策等の講習会の実施が必要です。火災や、震災等については、地域の消防署に相談するとよいでしょう。さらに労働安全にも配慮し、高所作業の脚立、作業時の履物（すべりにくいもの）ならびに重量物を持ち上げる際には、インターネット上に正しい姿勢に関しての情報が多数出ておりますので参考にしてください。

問 73 安全管理体制

感染実験動物室では通常の飼育室とは異なる＋αの安全管理が必要だと思います。この＋αの部分にはどのようなことが挙げられますか？

答 73

まず、研究機関や事業所において感染実験に関する安全管理規程が制定されていますので、これを遵守することが最も重要です。この規程の雛形である国立感染症研究所病原体等安全管理規程によると、感染実験施設は取り扱う病原体の実験動物での特性およびヒトへの感染のリスク評価により動物バイオセーフティレベル（ABSL）1 ～ 4の分類が決められています。そして、それぞれに属する病原体および実験手技、安全機器、設備基準が制定されていますので、これらを理解することが安全管理の第一歩です。
また、WHOが発行している「実験室バイオセーフティー指針」も参考になります。日本語訳版も入手できます。
扱う対象の動物に、病原性が不明確な微生物を感染させる場合、または、ヒト組織など使用するために、未知な微生物が存在する可能性を考慮する必要がある場合、陰圧の感染実験室での飼育管理が必要となります。また、扱う動物がSPFや免疫不全の場合、アイソレータやアイソラック、個別喚気ケージシステムを導入し、注意深く扱う必要があります。使用済み床敷きなど、感染実験で出た廃棄物は滅菌処理等により不活化させてから感染実験動物室外に出しましょう。当然、飼育室に入室できる担当者は高度な技術を持つ者に限定される必要があります。SOPの充実も求められます。

問74 アレルギー対策

動物アレルゲン対策は、現在アレルギーではない人にも予防的に必要でしょうか? 効果的な方法を教えてください。

答74

現在アレルギーでない人は、今後のアレルギーの罹患を防ぐことが重要で、十分な予防対策が必要です。また、現在アレルギーでない人もすでにアレルギーに罹っている人も動物を含むアレルゲンに接触する可能性のある作業従事者は、可能な限り、マスク、ゴーグル、グローブ、専用の上着を着用して作業に従事することで、アレルギー症状の発症を防ぎ得ます。動物を床敷で飼育している場合等は、使用済の床敷を回収する際に、粉塵の飛散防止のため吸気装置を備えた床敷回収装置を使用するのも動物アレルゲン対策として挙げられます。また、動物アレルゲンが人側に拡散しないような空調の設定、もしくはセーフティラックを使用する等も効果的な方法です。アレルギー検査は、費用面の工面ができるようでしたら自分のアレルギーやアナフィラキシーのリスクの程度を知る1つの方法となります。

問75 アレルギー対策

ラテックス手袋によるアレルギーが報告されていますが、アレルギー症状を出さないための予防策について教えてください。また、ラテックスアレルギーを持つ人へのおすすめの手袋の素材があれば教えてください。

答75

手袋を着用し、その上からラテックス手袋を着用しても、ラテックスアレルギー反応を示す方もいます。ラテックスアレルギー症状を出さないための予防策としては、ラテックスを使用していない別の手袋に変えたほうがよいでしょう。ニトリル製もしくはプラスチック系のグローブ等、他の素材を試し、症状が出ないものを選択してください。なお、タルクなどのパウダーによるアレルギーもありますので、パウダーフリーも選択肢として検討ください。

作業靴について質問です。洗浄室内や中大動物飼育室では、ラックや飼育ケージが重く、多くの機器・器材があります。飼育室内では消毒作業等で長靴を履くことが多いと思いますが、重量物の落下対策として何か対策をとる必要があるでしょうか？

答 76

安全靴の着用が推奨されます（通常の安全靴の他、スニーカーや長靴タイプのものもあります）。落下により骨折などの危険がある重量物を運搬するときは、できればつま先に鉄板が入った安全靴を着用すべきです。ケージなどは大量に重ねてしまうと重量が増えますので、分割して運搬するなど工夫してください。また、単独で作業を実施することがないように手順書に明記し、徹底しましょう。

問 77　労働安全

当施設では飼育エリアではスリッパやサンダル等の踵のない履物を使用していますが、物品落下による怪我や災害時の避難等の安全管理上問題があると感じています。他の施設ではどのような履物を使用していますか？

答 77

サンダルを使用している施設が多いのですが、災害時の避難を想定した場合、推奨できません。脱げにくいシューズの使用が推奨されます。施設内の移動時にはサンダル、作業時には長靴を使用して使い分けているケースもありますが、やはり脱げにくいシューズの着用が求められます。洗浄室では水に濡れた床による事故防止のため、滑りにくい作業靴または長靴が市販されていますので選択するとよいでしょう。

Ⅲ 動物、飼料および物品の出荷および受け入れ

1 動物出荷

問78 外観異常

生産所における出荷時の検査について教えてください。外貌の異常が認められた動物を肉眼的に検査するとのことですが、よくある異常はどのような所見ですか? また、その原因は何でしょうか? 判断基準（境界線）や確率も紹介してください。

答78

外観異常は、種、系統、性、週齢（日齢、月齢、年齢）等で異なります。マウスの場合ファイティングによる外傷は発生頻度が高いと思いますが、出荷前には観察箇所を特定せず、行動を含めた全身の検査を実施後出荷されます。系統特性を除くと「異常」の発生率は1％未満と思われます。『実験動物のトラブルQ＆A』（日本実験動物協同組合編、アドスリー）が参考になります。

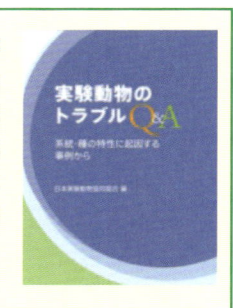

外観異常の例

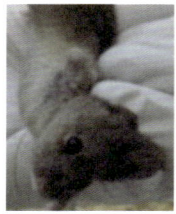

前肢欠損

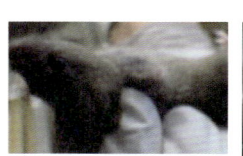

前肢欠損

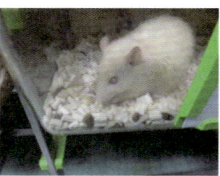

白内障（右眼）

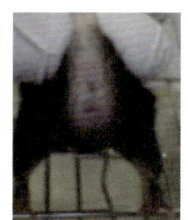

膣中隔

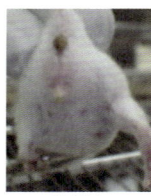

膣閉塞

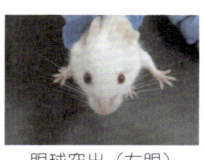

眼球突出（左眼）

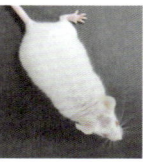

脱毛

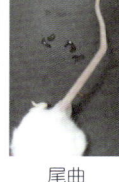

尾曲

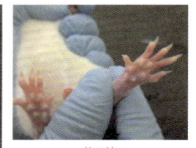

指曲

Ⅰ 飼育

Ⅱ 施設

Ⅲ 動物、飼料および物品の出荷および受入れ

Ⅳ 繁殖

Ⅴ 実験処置、麻酔および安楽死法

Ⅵ 動物福祉

Ⅶ 法令

問 79 **外観異常**

出荷基準に外観異常がありますが、その中に系統の特異的な性質（B6の眼球異常等）も含まれると思います。出荷の段階で選抜をかけることで淘汰される性質的な要因が実験結果へ及ぼす影響について検討されていますか？

答 79

実験結果への影響は不明です。生産業者は、通常、実験目的が不明のまま出荷します。したがって「異常」所見については、通常は除いて出荷しますが、個々の実験結果については考慮しておりませんので、そのような懸念があるようでしたら、生産業者へ実験目的とともにご相談ください。

問 80 **梱包**

出荷時輸送箱に動物を梱包する際に同梱する寒天・餌はどんなもの（輸送用の特殊組成なのか）でしょうか？

答 80

生産者によって多少違いがありますが、滅菌済み寒天および水分含量を増やした滅菌済み飼料を投入します。米国ジャクソン研究所では、高栄養の寒天ゲルを飼料とともに投入し、長距離輸送に備えています。

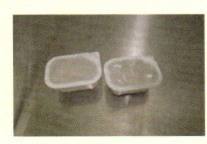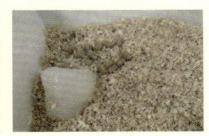

マウス・ラットを、他の動物施設へ輸送する際、餌・水は、日常飼育量以上に入れたほうがよいでしょうか？ 輸送時の移動時間・温湿度と餌・水の摂取量に関係はあるでしょうか？

答 81

過去、輸送条件（飼料や飲水としての寒天、空調車の輸送温度や時間など）を探る目的でさまざまな実験が行われています。餌、水は通常給餌または給水する量を投入すれば十分です。たとえばマウスの場合、系統によって輸送により受けるストレスが異なり、同じ輸送条件で輸送しても、体重をはじめ、到着時の状況が異なることがあります。移動時間が長い場合は、その間飲水（寒天ゲルなど）、飼料が十分に保てる量を入れる必要があります。

イヌでは、輸送中の嘔吐物による事故防止のため、絶食が推奨されます。なお、長距離の輸送の場合、ゼリー状の水分補給剤や栄養補給剤を用いるとよいでしょう。

問 82　発注条件

特殊な実験計画により、搬入動物の体重範囲を狭くしたいと考えています。揃えられる体重範囲および発注条件等をどのように指定すればよいでしょうか？

答 82

体重に限らず、出生日等他の条件設定が必要な場面が想定できます。これらは、生産業者、系統等、設定する条件の内容により対応の可否が決まります。具体的な検討項目、内容が決まりましたら、生産業者と事前に相談してください。さらに、体重範囲を狭くしたい場合は、3Rs で謳われている動物数の削減と実験計画（目的）のバランスを加味し、購入数を増やす等の対応を検討してください。

問 83 動物の異常

搬入されたラットに先天性の異常がありました。その動物の扱いはどうすればよいでしょうか？

答 83

ラットに限らず、動物になんらかの先天性の異常を見出した場合は、生産業者に相談してください。動物種または系統によっては、その特性である場合があり、そのまま使用するべき表現型の場合も考えられます。

問 84 納品トラブル

動物の発注内容と異なる動物が納品されました（週齢の違い、匹数の違い）。動物輸送箱の受け取り時に気付けず、動物輸送箱を飼育室に搬入後に発覚しました。どのように対応すればよいでしょうか？

答 84

気付いた時点で生産業者またはその代理店に相談するとよいでしょう。なお、対象の動物が遺伝子組換え動物の場合、カルタヘナ法違反（機関内未承認動物の受け入れ、情報提供内容の相違等）となる可能性がありますので、生産業者やその代理店に相談するのみならず、施設長に相談し、対処方法のご検討を推奨します。

Ⅰ 飼育
Ⅱ 施設
Ⅲ 動物、飼料および物品の出荷および受け入れ
Ⅳ 繁殖
Ⅴ 実験処置、麻酔および安楽死法
Ⅵ 動物福祉
Ⅶ 法令

問85 環境変化

生産所においてエンリッチメント資材を入れた状態で育った動物
が、ユーザー先でエンリッチメント資材を入れない場合の影響はあ
りますか?

答85

動物にとってエンリッチメント資材の有無にかかわらず、生産環境の変化は
大きなストレスを与えます（文献が多数公表されています）。ご質問のように
エンリッチメント資材存在下で育成された動物が、ユーザー先でエンリッチ
メント資材なしでの育成となった場合、大きな影響があると考えられます。ま
た、群で生活する動物種にとって、群飼育が一番のエンリッチメントであると
言われていますが、使用者の施設で単独飼育に変わってしまうと大きなスト
レスを与える可能性があります。とくにサルやイヌでは影響が大きいと推察
されます。心配な場合は生産業者に相談しましょう。

問86 動物の異常

ラットの搬入時、下痢症状を示す動物が認められました。感染症検
査は陰性であったことからストレスと考えられますが、改善方法は
ありますか? その動物の扱いはどうすればよいでしょうか?

答86

ラットの場合、系統や個体による差がありますが、
搬入時に（とくに保定時）、下痢症状が見られる
場合があります。しばらくすると治癒することが多
いようです。馴化期間中に注意深く観察するとよ
いでしょう。なんらかの理由で下痢症状が重症化
し、回復が見込めない場合は、獣医師に相談の
上、安楽死させることも必要となります。

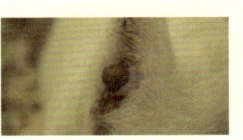

軟便

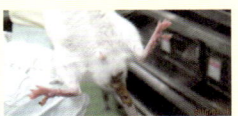

水様便

ラットの搬入時に発汗様の症状が認められました。どのようなことが考えられますか?

答87

通常、ラットは汗腺の発達が乏しいため（『実験動物の技術と応用 実践編』公益社団法人日本実験動物協会編、アドスリー、p.23より）、発汗しないと言われています。輸送後搬入時にラットが汗をかいたような症状が観察された場合、以下の理由が考えられます。

①輸送箱には、飼育室のケージ収容状況に比べ、多くの動物を収容するため、輸送箱中の温度が高く、呼気による影響で箱内の湿度も高くなり、それが搬入作業で涼しい場所に移動した際、結露が生じ動物が濡れてしまった

②外気温が高い環境に輸送箱が一時的に置かれ、箱内の温度が上昇した後、空調車の涼しい環境に移されたため、箱内が結露し、動物が濡れて汗をかいたようになった

上記の現象が見られた場合、ラットのハーダー氏腺よりヘマトポルフィリンが分泌され、あたかも血の涙を流した状態または鼻血を出した状態に見えることがあります。この現象はストレスがかかった場合に見られるので、汗同様、動物がストレス下にあったことと理解できます。すばやく涼しい飼育室内のケージに移すとよいでしょう（『実験動物のトラブルＱ＆Ａ』日本実験動物協同組合編、アドスリーより抜粋引用）。

問 88　**輸送**

ラット入荷時のリサイクル型動物輸送箱の内側に、ラットがかじった痕がありました。問題はありませんか?

答88

生産業者が使用している輸送箱は、輸送中に破損等生じない構造になっています。たとえ、かじられた跡があっても、穴が貫通せず、外界との隔離が保持されているのであれば安心してお使いいただけます。なお、輸送箱の摂食による影響が心配な場合は、生産業者に問い合わせてください。通常、動物に対して影響のない材質が使われています。

施設への搬入前に輸送箱の確認をした際、穴が貫通していた場合、動物を確保した上で、動物飼育施設への搬入は中止し、生産業者に連絡して対応を協議するとよいでしょう。搬入前の箱の外観確認は、リサイクル型動物輸送箱に限定せず行ってください。

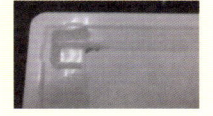

導入時の感染

外部研究機関から動物を導入する際、微生物検査証では陰性となっていましたが、導入後の検査で陽性となりました。どのような原因が考えられますか? また、対応方法について教えてください。

答 89

検査手法による検出感度の違いで差が出ることがあります。また、微生物検査証は、検査を実施した時点より、過去の実態を表していますので、搬出直前に病原体に感染し、そのまま納品されことも考えられます。通常、過去6か月間またはそれ以上にわたる検査結果を確認し、それら検査がいつどのような方法で、どのような動物を使って実施されたのかを確認する必要があります。また、輸送途中の感染や、導入した施設での感染も疑う必要があります。いずれにしてもすべてのプロセスを見直すことが必要です。

外部研究機関の微生物検査において、一部の動物に感染があったものの、抜き取りで検査した動物には感染していなかったために、陰性の検査成績を伴った状態で陽性の動物が導入された可能性もあります。外部機関から動物を導入する際は、微生物クリーニング (体外受精移植、帝王切開) をして導入するか、専用の隔離室 (検疫室) を設け、そこで検査 (検疫) を再度行うことを推奨します。

おとり動物の検査結果はあくまでも目安程度のものでしかありません。外部機関での検査がおとり動物を用いたものであれば、導入動物が陽性であることは十分にあり得ます。先方の機関で被害が拡大する可能性がありますので、すぐに連絡し情報を共有してください。その動物がどうしても必要な場合は、クリーニング後に飼育室に搬入し使用してください。

問 90 馴化

入荷した動物への馴化期間は、どのくらい設けるのがよいのか、具体的な判断材料等も含めて教えてください。

答 90

馴化の状況は、一般状態観察、体重増加量、摂餌・摂水量等で判断するとよいでしょう。体重増加量の目安としては、出荷時の体重に戻ることを確認します。動物種と実験目的により設定しましょう。通常の馴化飼育期間はマウスやラットを使用する実験では 1 〜 2 週間、イヌ、ブタ、サルでは 2 〜 3 週間としていることが多いようです。

I 飼育

II 施設

III 動物、飼料および物品の出荷および受け入れ

IV 繁殖

V 実験処置、麻酔および安楽死法

VI 動物福祉

VII 法令

問91　胎齢

妊娠ラットを購入したところ、胎齢が明らかに違いました。どのようなことが考えられますか?

答91

生産業者が妊娠確定日を見誤った可能性が考えられます。また、生産業者や研究者によって、または生産国によって「妊娠0日」の考え方が異なることがあります。生産業者または代理店に発注する際、「妊娠0日」の定義を確認するとよいでしょう。不明瞭な場合は、生産業者や代理店との協議が必要です。

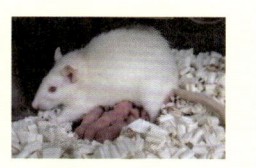

問92　検疫

げっ歯類（マウス、ラット）の効率的な検疫検査方法を教えてください。

答92

検査項目、動物の飼育されている規模、求められる清浄度等によって異なります。公益社団法人日本実験動物学会やICLASモニタリングセンター等から指針が出ていますのでご参照ください。

一般的には、導入した動物を検疫室の隔離ケージに収容し、匹数に余裕がある場合は、動物を抜き取り、ただちに検査を行います。余裕がない場合は、おとり動物を同一ケージに同居させ、4週間飼育します。その後おとり動物を検査します。検査方法は、抗体検査、PCR、培養検査や鏡検など、一般的な方法で行います。検査方法によって検出感度の違いから隔離飼育が必要な期間は変わります。なお、PCRによる検査では、糞便、被毛スワブや口腔スワブなどを用いた検査が可能であるため、ほとんどの場合おとり動物が不要で、実際の対象動物を殺さずに検査することが可能です。ただし、すでに抗体価が上昇し、抗原（病原体）が体内から消失した場合は、検出が困難になる欠点があります。

問93 動物の異常

搬入されたイヌの下痢がひどく、回復傾向にはありますが、設定された検疫・馴化期間終了日にも多数認められました。どのような対応をすればよいでしょうか?

答93

飼育環境、餌、飼育担当者等の変更によるストレスが原因と考えられます。イヌは下痢を起こしやすく、下痢は人間と同じようにストレス、飼料変更、冷えの(環境温度)影響も高いため、動物自体の生理的な問題がなければ、ストレスを軽減できる工夫(群飼育やエンリッチメント)が必要です。

2 飼料・物品

問94 納入物品の異常

搬入された飼料または床敷きの袋にピンホールが空いていました。どのような原因が考えられますか? また、その対応等を教えてください。

答94

製造元での保管時、輸送時、搬入時にピンホールを発生させた可能性が推測されます。対応策については、販売業者またはメーカーに相談してください。なお、放射線滅菌飼料では、放射線照射時のスパークによるものとも考えられます。放射線滅菌飼料・床敷きの場合は、使用前にピンホールの有無を確認して使用するようにするとよいでしょう。

Ⅰ 飼育

Ⅱ 施設

Ⅲ 動物、飼料および物品の出荷および受入れ

Ⅳ 繁殖

Ⅴ 実験処置、麻酔および安楽死法

Ⅵ 動物福祉

Ⅶ 法令

問95 納入物品の異常

飼料または床敷きの中に異物が発見されました。どのような原因が考えられますか? また、その対応等を教えてください。

答95

飼料または床敷きは、通常天然物を原料に使用します。製造元では十分注意して管理していますが、見落としがあり混入したと考えられます。製造工程上において発生した異物が混入した可能性もあるので、販売業者またはメーカーに連絡し、対処法を相談しましょう。

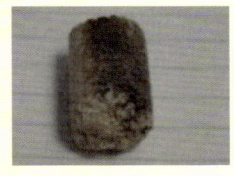 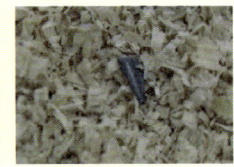

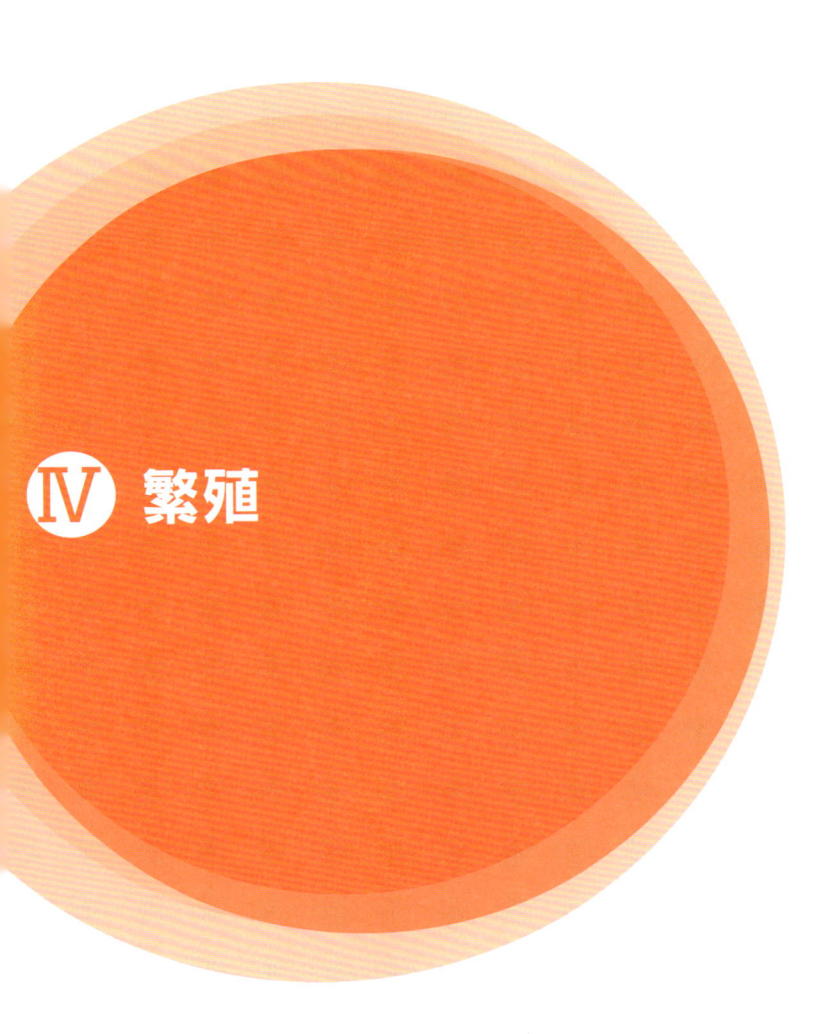

Ⅳ 繁殖

1 繁殖

問 96　繁殖効率

繁殖効率を上げる工夫として、どのような方法が挙げられますか？

答 96

動物種・系統により異なります。たとえば雌性マウスでは、25 〜 30日齢で膣が開口し、同時期より排卵が始まりますが、性周期が安定するのは60日前後です。一方、雄性マウスでは25日齢前後に腹腔内の精巣が陰嚢内に下降し、35日齢頃に精子の形成が始まります。一般的にマウスでは、雄で70 〜 80日齢以上、雌で60 〜 70日齢以上から、ラットでは雄で70 〜 90日齢以上、雌で60 〜 80日齢以上から交配に用いることができます（『実験動物技術体系』日本実験動物技術者協会編、アドスリー、p.85参照）。雄1匹に対して複数の雌を同居（ハーレム方式）させることで効率よく繁殖できますが、離乳直前の過密状態を防ぐために妊娠がわかった後にケージサイズに対する雌マウスの数を調整することをおすすめします。

交配時の同居期間は雌の性周期を考慮して最短で4日、長くても2週間程度の同居が基本です。哺育が不得手な個体や遺伝子組換えマウス等で離乳率を上げるためには、里親による哺育が有効です。動物の状態にもよりますが、退役させる時期は、雄で生後半年程度、雌で3 〜 4産程度を目安にすることをおすすめします。

Ⅰ 飼育

Ⅱ 施設

Ⅲ 動物、飼料および物品の出荷および受け入れ

Ⅳ 繁殖

Ⅴ 実験処置、麻酔および安楽死法

Ⅵ 動物福祉

Ⅶ 法令

問 97　繁殖効率

床敷き、巣材の違い、またはエンリッチメント資材の使用により繁殖率に影響が出ますか?

答 97

床敷き、巣材、エンリッチメント資材により、繁殖成績が異なることはよく知られています。エンリッチメント資材を販売する業者に連絡をとると、多くの情報を入手できます。もともとファイティング等を防止する効果があるので、それにより繁殖効率は改善します。また、基本的に床敷き(これもエンリッチメント資材です)は、量が多いほうが繁殖成績の向上が期待できるようです。

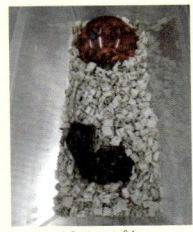

紙チップとドームと親子

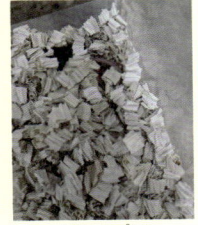

紙チップに埋もれた親子

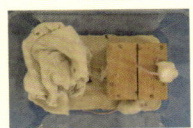

マット床敷と布製アグレープと木製エンリッチメントとBALB_c

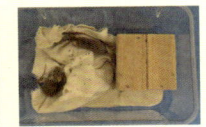

マット床敷と布製アグレープと木製エンリッチメントとDBA

問 98　食殺

出産後に同じ系統でも食殺する母親と上手に育てる母親がいるのですが、どのような理由からですか?

答 98

マウスでは系統特性による差が報告されています。また、里子が早期の病気を発症する場合は親が哺育を放棄する傾向があります。
哺育経験の有無、追いかけ交配の有無、飼育されている環境、雄親の同居の有無等によっても変化します。
一度食殺した母親は次の出産時も食殺する傾向が高いので、もともとの個体差があるのかもしれません。また、その母親にとって環境が合っていない可能性もあります。

2 交配

確実に妊娠を確認する方法はありますか?

答 99

マウス・ラットの場合、プラグを確認したのみでは、妊娠している保証はありません。早期であれば、軟X線による撮影から、妊娠14日目（雄との同居翌日のプラグ確認日を妊娠0日とする）以降であれば、腹部の膨らみの状況から判断可能です。確実なものとしては、エコー検査が挙げられます。

ウサギの場合、交尾確認日を0日として、熟練者であれば妊娠10日、一般には妊娠20日で触診が可能です。また、マウス・ラット同様エコー検査で確実に妊娠が確認可能です。

ビーグル犬の場合、妊娠による外貌変化には乳腺の発達と腹部の膨満が挙げられます。妊娠すると交配後乳腺は徐々に発達し、妊娠5週目になると腹部が膨満し始め妊娠後期に顕著になります。交配後4週目まで、また子宮内の胎子数が少ない場合は、外貌での妊娠確認が困難なため以下の確認方法を併用するとよいでしょう。妊娠3〜4週目では腹部の触診による確認方法があります。胎子の膨らみには独特な感触があるため誤認しにくいですが、腹腔内容物との判別に熟練を要し、動物の体形（肥満度）により検査が困難になることがあります。妊娠後期には胎子の各器官も形成されているため、超音波・X線による検査、聴診による胎子の心音の確認が可能となります。器官形成前での超音波・X線検査は子宮蓄膿症との判別が必要となるため適さないでしょう。胎子数の確認はX線による検査が最適です。

Ⅰ 飼育

Ⅱ 施設

Ⅲ 動物、飼料およ び寝わらの出荷および受け入れ

Ⅳ 繁殖

Ⅴ 実験処置、麻酔および安楽死法

Ⅵ 動物福祉

Ⅶ 法令

問100 **不妊**

交配の組み合わせの中で、不妊のペアが出てきますが、遺伝子組換え動物の場合、どうしても次世代が欲しいことから時間をかけてしまいます。不妊と判断するポイントを教えてください。

答100

自然交配で、ある一定期間妊娠しないペアを不妊ペアと規定するルールを決める必要があります。次世代がどうしても必要で一定期間妊娠が認められない場合は、体外受精を試みるとよいと思いますが、ご自身で実施するほかに、専門の外部機関に依頼する方法も選択できます。いずれにしても施設の余裕度や、技術力によって、方針を決定するとよいでしょう。

問101 **交配方法**

交配方法（雄：雌＝1：1）と（雄：雌＝1：複数）のメリット・デメリットを教えてください。また、雄1匹に対して雌1匹以上同居させることにより、繁殖・出産・離乳までの親の負担や、子の成育の面で支障がありますか？

答101

ポリガマス方式（雄：雌＝1：複数）はモノガマス方式（雄：雌＝1：1）に比べ、親に使用する雄の匹数を減らすことができるので、実験に雄を多用する場合に有用です。親の負担や、子の成育の面で、雄親の同居が必要なことはなく、ポリガマス方式で妊娠した雌を、雄と離して出産育成させることで支障をきたすことはないでしょう。

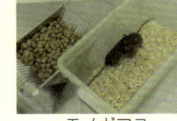
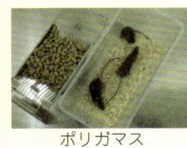

モノガマス　　　　ポリガマス

問102　インブレッド・アウトブレッド

インブレッドとアウトブレッドの繁殖方法の違いを教えてください。

答102

インブレッド（inbred；近交系）は20世代以上兄妹交配を継続し、計算上98%以上の遺伝子がホモ接合型で固定されている状態となります。この固定された遺伝子を保持するため、それ以降も兄妹交配を継続して、近交系統を管理します。

アウトブレッドは、インブレッドに対する語で、近交化（遺伝子のホモ化）を避け、できるだけ多様な遺伝子を保存することを目的とした交配方法です。近交系動物は、遺伝子のホモ化により近交弱勢を示しますが、アウトブレッドはヘテロ遺伝子が多く、雑種強勢（hybrid vigor）を示します。たとえば、寿命が長い、病気に強い、性成熟が早い、産子数が多い、新生子の死亡率が低い、速い成長、サイズが大きいなどの形質を示します。インブレッドに比べ、生産効率がよいので安価です。そのため、さまざまな分野で汎用されています。アウトブレッドの交配は、人為的な選抜を極力避けるよう、ランダム交配によります。しかし、本当にランダムな交配というのは不可能です。そこで、ローテーションシステムという方法で交配します。要するに、世代を経ても、遺伝子頻度が変化しないように、交配方法を工夫します。「遺伝的浮動」は避けられないものですが、その影響を極力小さくするために集団のサイズを大きくしています（京都大学医学系研究科附属実験動物施設、庫本高志先生のブログ「ドブネズミ王国」より引用）。

問103 種親の選択

種動物を選ぶときの基準を教えてください。

答103

「産み、育てる」能力の高い動物を種親とすることが必要であり、かつ種親の2産目、3産目の個体を次の種親に選抜したほうがよいと考えられます。

1産目は、雌親が初哺育であるため上手に哺育できない可能性がありますが、2産目以降は、哺育に慣れ、気性も安定し、哺育できるようになると考えられます。4産目以降は、種親の老化等により哺乳の悪化等も考えられるため、種親にはよくありません。

なお、病態モデルなどは、最初から哺育がうまく行かない系統がありますので、系統に合わせて、親を選ぶ基準を設ける必要があります。専門業者に外注するか、大学等の育種専門家に相談するのがよいでしょう。

問104 繁殖管理

繁殖管理を行っていく際に、繁殖率がよいほうを残していきますが、これにより動物の性質に偏りは起こらないのでしょうか?

答104

実験動物の維持では、どうしても繁殖率がよい個体を選別する傾向があります。これにより動物の性質に偏りが生じる場合があります。動物福祉および実験上で、よくない偏りが生じないように繁殖に用いる個体を選別していくことが重要だと考えられます。さらに、遺伝的多様性を確保するためにも、大規模な交配システムを維持できるかどうかが重要な条件の1つになります。小規模なコロニー維持の場合は系統特性の変化を許容した、サブラインとしての維持にとどめるとよいでしょう。

一方、疾患モデルでは、その病態を発症することが求められますので、病気の発症する時期（月齢や週齢）、各病態の発症頻度など後代検定を行い、繁殖成績よりも病態発症の程度を基準として親動物を選定するとよいでしょう。遺伝子組換え動物の場合は、繁殖が困難な系統も多く存在します。それらは、体外受精で繁殖する等の方法が選択できます。

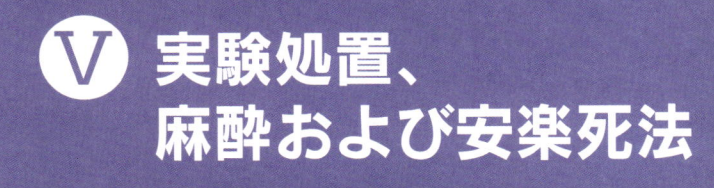

Ⅴ 実験処置、麻酔および安楽死法

1 実験処置

問105 ## 投与

各実験動物種における静脈内投与時の低速静注および持続注入の定義、また、許容される投与容量と投与速度について教えてください。

答105

> 『実験動物の被験物質の投与（投与経路、投与容量）および採血に関する手引き』（EFPIA：欧州連邦製薬工業協会、ECVAM：欧州代替法バリデーションセンター）をご参照ください。

反復静脈内持続注入−投与容量／投与速度（許容最大投与量／投与速度を含む）

一日の投与時間	マウス	ラット	ウサギ*	イヌ	サル	ミニブタ
一日の総投与液量（mL/kg）						
4 時間	-	20	-	20	-	-
24 時間	96(192)	60(96)	24(72)	24(96)	60	24
速度（mL/kg/h）						
4 時間	-	5	-	5	-	-
24 時間	4(8)	2.5(4)	1(3)	1(4)	2.5	1

(-)：データなし
*：胎子発生毒性試験（催奇形性試験）データに基づく

ウサギへの投与容量と投与速度は胎子発生毒性試験（催奇形性試験）データに基づく値であり、これらの試験では、母動物に2ml/kg/h以上の速度で投与すると、胎子には影響はないものの、母動物に血管周囲顆粒球浸潤（perivascular granular leukocyte cuffing）や増殖性心内膜炎が生じることが明らかにされている（McKeon et al., 1998）。ラットへの注入速度は一般的に1〜4ml/kg/hの範囲である（Cave et al., 1995, Barrow&Heritier, 1995, Loget et al., 1997）が、催奇形性試験を行う際には2mL/kg/hを超えてはならない。マウス（van Wijik 1997）、イヌおよびサル（Perkin & Stejskal, 1994）、およびミニブタ（未公表データ）の値は1か月反復投与試験の成績に基づいている。

『実験動物の被験物質の投与（投与経路、投与容量）及び採血に関する手引き』EFPIA（欧州連邦製薬工業協会）、ECVAM（欧州代替法バリデーションセンター）http://www.ilas.med.tohoku.ac.jp/committee/rule_hiken.htmlより

Ⅰ 飼育

Ⅱ 施設

Ⅲ 動物、間口および物品の出稿および受け入れ

Ⅳ 繁殖

Ⅴ 実験処置、麻酔および安楽死法

Ⅵ 動物福祉

Ⅶ 法令

問106 採血

ラット（マウスも）の頚静脈採血において、採血限界量は採血間隔により変わると思いますが、各施設における基準はありますか?

答106

各施設において基準を設定している可能性はありますが、動物福祉の観点から許容される採血限界量や間隔が決められています。参考までにEFPIA、ECVAMより発表されている基準を以下に示します。
全血液量の7.5％量の回復に1週間、10～15％量の回復に2週間、20％量の回復に3週間かかると言われています。ここから限界量を設定するとよいでしょう。

各動物種の総血液量および推奨最大採血量（表示体重を基準とする）

種（体重）	血液量（ml）	7.5%（ml）	10%（ml）	15%（ml）	20%（ml）
マウス（25g）	1.8	0.1	0.2	0.3	0.4
ラット（250g）	16	1.2	1.6	2.4	3.2
ウサギ（4kg）	224	17	22	34	45
イヌ（10kg）	850	64	85	127	170
アカゲザル（5kg）	280	21	28	42	56
カニクイザル（5kg）	325	24	32	49	65
マーモセット（350g）	25	2	2.5	3.5	5
ミニブタ（15kg）	975	73	98	146	195

『実験動物の被験物質の投与（投与経路、投与容量）及び採血に関する手引き』EFPIA（欧州連邦製薬工業協会）、ECVAM（欧州代替法バリデーションセンター）http://www.ilas.med.tohoku.ac.jp/committee/rule_hiken.htmlより

事故防止

咬傷事故や針刺し事故防止に有効な方法を教えてください。

答107

針刺し事故防止にはワンハンドリキャップやリキャップ用の道具を使う方法が
あありますが、リキャップをしないように作業手順の見直しまたは徹底が大変有
効です。咬傷事故防止には、馴致・馴化を行い、動物を安静にしてから作業
するのがよいでしょう。不慣れな場合は、どうしても作業を急いでしまいます
が、革の手袋を使用するなど、事故が起こらないように、準備と手間をかける
ことが必要です。
【ワンハンドリキャップ】
　・片手で針およびシリンジを持ち、実験台に置いたキャップに針先を入れる
　・キャップをすくい上げ、実験台の角等を利用して押し込み、リキャップする
　・キャップを箱の中に入れておいた場合、キャップに針先を入れた後、箱の
　　隅で立てて押し込むことも可能

問108 **エリザベスカラー**

実験動物にエリザベスカラーをした際の注意点や実験操作の留意
点等を教えてください。

答108

体重減少が生じることがあります。これは、動物がエリザベスカラーに慣れ
ないため、あるいは邪魔となるため、摂餌・摂水が困難となり、さらに摂水
量が十分ではないためにさらに摂餌量が減るという悪循環が発生すること
が原因と考えられます。ウサギでは食糞の妨げになっている可能性が考えら
れます。またストレスにより摂餌しない場合も考えられます。
対策として、
　　①体の大きさに合わせたエリザベスカラーにする
　　②事前に訓練してから使用する
　　③訓練時に問題行動を示した個体は除外
　　　する
等が挙げられます。
また、エリザベスカラーが邪魔をしないように、
高い位置に給水瓶を設置すること、サイズに
あった給餌器を選ぶことも対策となります。

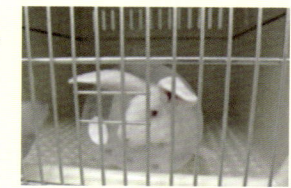
エリザベスカラーを装着したウサギ

Ⅰ 飼育

Ⅱ 施設

Ⅲ 動物、飼料および物品の出荷および受け入れ

Ⅳ 繁殖

Ⅴ 実験処置、麻酔および安楽死法

Ⅵ 動物福祉

Ⅶ 法令

2 麻酔

問109 麻酔操作

イソフルラン麻酔の操作について、気化器を使用しない場合の留意点、また、気化器を使用すべき実験操作と麻酔時の操作に留意すれば使用可能な実験操作を紹介してください。

答109

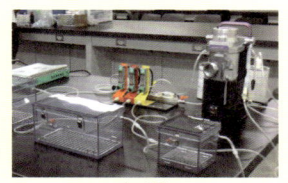

麻酔器

気化器は、麻酔コントロールや作業者の暴露の観点から使用するべきです。事情により気化器を使用せずに実施する麻酔は、濃度コントロールが難しいため、長時間の処置では困難であると思われます。短時間の処置の場合、動物の呼吸状態と痛覚に注意を払いながら麻酔を維持しながらの実施が可能でしょう。簡易的な方法としては、麻酔瓶に麻酔薬を垂らし、気化した頃を見計らって動物を入れて麻酔をかける方法があります。麻酔がかかった動物を瓶から取り出し、注射等極短時間の処置が可能です。瓶には金網等でベットを作り、動物が直接麻酔薬に触れないようにすることが重要です。また、遠沈管などにイソフルランを染み込ませた脱脂綿を入れ、動物の鼻先にかぶせて麻酔状態を得ることができます。麻酔中は動物の状態に注意して、麻酔深度が深いようなら、チューブを遠ざけ、浅くなったら近づけるようにコントロールします。ただし、この方法は麻酔深度の調節が経験頼りになるため、十分な注意が必要です。できるだけ気化器を用いることを推奨します。なお、イソフルランは劇薬のため、気化器に入れたままにしないなど、保管には十分注意が必要です。

問110 麻酔法

各種麻酔法について、メリット・デメリットを教えてください。また、各種実験におけるおすすめの方法を教えてください。

答110

麻酔には、大きく分けて麻酔薬を投与（静脈内や筋肉内等）する方法（注射麻酔）と気化させた麻酔薬を吸入させる方法（吸入麻酔）があります。

注射麻酔法のメリットは

  ①特別な麻酔器具を必要としない

  ②専任の麻酔担当者の必要がない

  ③気道刺激による肺炎の危険が少ない

ことが挙げられます。

デメリットは

  ①吸入麻酔と異なって麻酔深度の調節が困難である

  ②肝での代謝や排泄が主要な消失経路であることから肝や腎に障害のある動物への適用が困難である

ことが挙げられます。

注射麻酔薬の中で三種混合麻酔（塩酸メデトミジン、ミダゾラム、酒石酸ブトルファノール）は安全域が広く、鎮痛作用もあり、注射麻酔として適しています。拮抗薬であるアチパメゾールの投与で覚醒を促すことも可能です。

ケタミンは注射麻酔薬として適していますが、麻薬のため免許が必要で、取り扱いにも注意が必要です。

ペントバルビタールは鎮痛作用がなく、安全域も狭いため安楽殺の目的のみ推奨されます。

注射麻酔全般に言えることですが、保定をしっかりと行わないと注射の際に臓器を傷つける恐れがあります。

吸入麻酔法のメリットは

  ①麻酔ガスが呼気から速やかに排泄されるので麻酔深度調節が可能であること

  ②実験処置終了後も、投与を中止することにより、短期間で覚醒させることができること

が挙げられます。

デメリットは

  ①気化器や人工呼吸器などの麻酔器具が必要となること

  ②前麻酔の処置が必要な場合があるので手間がかかる

などが挙げられます。

吸入麻酔は、高価な吸入麻酔器を必要としますが、導入覚醒も早く麻酔深度の調節も容易で、比較的多くの実験操作で使用可能です。

動物実験で頻用される吸入麻酔薬にはイソフルラン・セボフルランがあります。開胸する場合は気管挿管が必要となります。気化器がないと濃度コントロールができません。

エーテルは過去に動物実験で多用されてきましたが、気道刺激性があり、引火性もあるため、現在は麻酔・安楽死の双方に不適です。

I 飼育

II 施設

III 動物、飼料および物品の出入および受け入れ

IV 繁殖

V 実験処置、麻酔および安楽死法

VI 動物福祉

VII 法令

問111 麻酔方法

微生物モニタリングなど数が多いが1匹ずつ作業を行わなくてはならない場合、どのような麻酔方法を用いて実施しているのでしょうか?

答111

> 微生物モニタリング検査の際は、吸入麻酔により深麻酔状態を得て実施する場合が多いと思いますが、各機関の操作手順に従った上で、作業の進行状況を確認しつつ、途中で次の動物を吸入器に入れる等して、スムーズに作業が継続して行われるようにする工夫をしてはいかがでしょうか。ただし、動物種や体重によって深麻酔を得られるまでの時間にはばらつきがあるので、こまめに呼吸状態等を観察することが必要です。

3 安楽殺法（安楽死法）

問112 各種安楽殺法

各種安楽殺法について、メリット・デメリットを教えてください。また、各種実験におけるおすすめの方法を教えてください。また、確実な安楽殺状態を得るためには、どのようにすればよいか、方法、判断ポイント等を教えてください。

実験動物の安楽殺処置法は、研究結果を論文にすることを考え、国際的に容認された方法を用いることが重要です。安楽殺法のガイドとしては、米国獣医師会 AVMA「動物の安楽死処置に関する指針」2013年版があり、それらを参考に編纂された環境省「実験動物の飼養及び保管並びに苦痛の軽減に関する基準の解説（2）安楽死処置」p.143が参考になりますので参照してください。

安楽死処置法には、物理的方法と化学的方法があります。前者には頸椎脱臼法と断頭法があり、マウスやラット等の小動物に適用されます。後者は麻酔薬の過剰投与法、CO_2法、塩化カリウムや硫酸マグネシウム飽和水溶液の静脈注射などがあります。物理的方法は、その処置法に熟練してなければ、虐待になりかねません。化学的方法は用いる化学物質が研究結果に影響を与えることがあるので、事前の検討が必要です。

【物理的方法】
・頸椎脱臼：マウスやハムスター、200g以下のラット、小鳥などに適用可能です。手技の熟練が必要です。
・断頭：マウスやラットの小動物に適用できます。マウスや幼若ラットはハサミで行います。ラットの成獣には、専用の断頭器が市販されています。

【化学的方法】
・麻酔薬の過剰投与：過量（100 ～ 150mg/kg）のペントバルビタールの静脈や腹腔内投与法は最も苦しみの少ない方法で、最も推奨される方法です。高濃度イソフルランやセボフルランの投与法は、処置室の換気に気をつけなければなりません。
・CO_2法：問114の回答を参照してください。
・塩化カリウムや硫酸マグネシウム飽和水溶液の静脈投与：この方法は、事前に深麻酔がかけられていることが前提です。たとえばブタに深麻酔を掛け、実験処置を行ったのちに、覚醒させずに安楽死させる場合に、この方法が有用です。
・深麻酔下での全採血：小動物から大型動物まで適用可能ですが、深麻酔の確認が重要です。
・死の確認：安楽殺処置を施した動物は、必ず死の確認を行わなければなりません。呼吸停止と心停止を確認します。もし、確認しないまま、動物を冷凍保存したり焼却処分した場合の重大性を想像してください。

Ⅰ 飼育

Ⅱ 施設

Ⅲ 動物、飼料および物品の出納および受入れ

Ⅳ 繁殖

Ⅴ 実験処置、麻酔および安楽死法

Ⅵ 動物福祉

Ⅶ 法令

問113 新生子の安楽殺法

新生子の場合の安楽殺方法について教えてください。

答113

安楽殺させる方法は、動物種によって異なりますが、いずれにしても致死時間の短縮を計り、苦痛をより少ない方法の選択が必要です。

新生子の鎮痛・麻酔の適応、あるいは安楽殺の方法の選択に関しては、成獣に準じます。しかし、生後10日までの新生子は、胎子と同様に低酸素状態に対する抵抗性が高いことから、安楽殺の方法を選択する場合には、この点に配慮して選択しなければなりません。

- ・バルビツール系麻酔薬等の注射麻酔薬の腹腔内・胸腔内への過量投与
- ・深麻酔下に塩化カリウムの心臓内投与
- ・深麻酔下に液体窒素や固定液などへの浸漬
- ・頚椎脱臼
- ・断頭（モルモットの新生子に対しては成獣と同じ方法を適用）

「げっ歯類の胎児・新生児の鎮痛・麻酔および安楽死に関する声明」（日本実験動物医学会、第2版、2015年）、AVMA「Guidelines for the Euthanasia of Animals: 2013 Edition」や「実験動物の飼養及び保管並びに苦痛の軽減に関する基準の解説」（2017年11月初版）にもほぼ同様に記載されています。

CO$_2$ガス

げっ歯類のCO$_2$ガスによる安楽殺方法で、CO$_2$ガスの流速を確認して行うように変更しましたが、留意点等はありますか?

答114

CO$_2$による安楽死法は、空気中の酸素を炭酸ガスで置き換えることで窒息死させる方法です。ですから動物を高濃度のCO$_2$を充満させたチャンバーに一気に入れると、急激な窒息により相当な苦しみを与えます。そのためCO$_2$を徐々に注入することで、CO$_2$の麻酔作用を作用させながら徐々に酸素を減らしていくことが肝要です。この場合も動物は苦しむことがあるため、この方法は最良の安楽死法とは言えないことに留意する必要があります。

チャンバー容量に対し、1分間に20%前後を置換する流量が、ストレスを最少にし、素早く意識消失を起こさせるとされています（『Guidelines for the Euthanasia of Animals: 2013 Edition』AVMA、p.24 ～より）。チャンバー内の動物に直接ガスが当たらないよう配慮してください。風圧によるストレスなどから興奮状態になることが考えられます。

また、チャンバーを連続して使用する場合、いったん充満したガスを排除する工程が必要です。すでに高濃度に充満している炭酸ガスにさらすと苦しみを与えることが明らかとなっています。さらに、幼若動物や新生子動物では、炭酸ガスの効果に耐性があり時間がかかるため、素早く意識消失させるためには安楽殺の方法に考慮が必要です。

段階的流入手法で実施する場合は、呼吸停止から少なくとも1分間はCO$_2$ガスの供給を継続する必要があるとされています。

なお、CO$_2$ガスは、空気より重いため容器内に充満できていない状況となるため、動物がよじ登るなどの行動があった場合には、暴露されにくくなりますので注意が必要です。

さらに複数の動物を1度に処置する必要がある場合は、ファイティング等で、相互に傷害を与えることのないよう配慮を行うことが必要とされています。

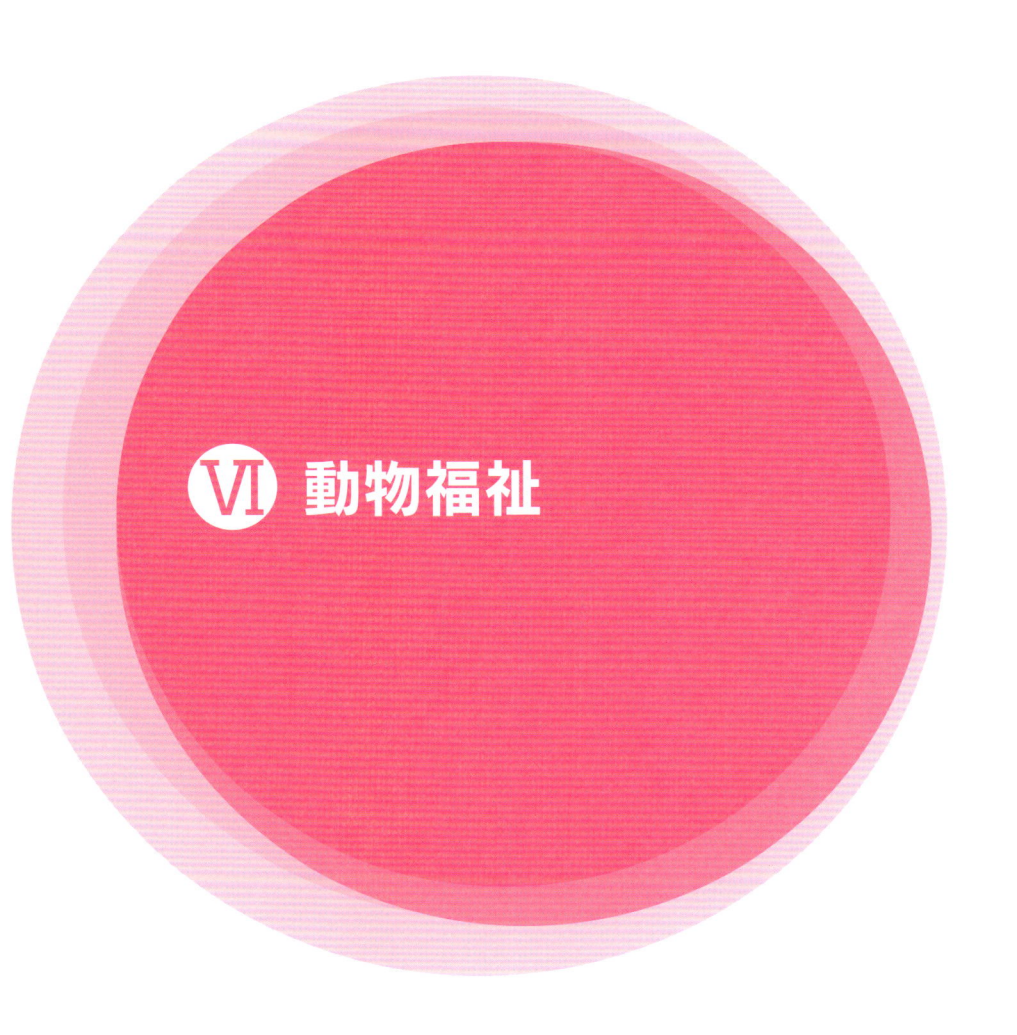

VI 動物福祉

1 第三者認証・検証

問115 点検評価

動物実験実施機関の第三者認証・検証機関による点検評価の実施は今後義務化されますか? また、認証・検証を受けないままでいることで生じ得る問題について教えてください。

答115

現在までのところ、第三者認証・検証機関による点検評価が義務化になる流れはありませんが、実験動物福祉の観点から実施される点検評価は、関係する規定や指針、動物福祉に則った生産、保管、実験等が実施されていることを示す証左です。これらの取得は、動愛法等により義務化されていませんが、取得しないと、実験動物福祉上、問題のある施設であると見なされる可能性があります。その結果、社会的な批判を受ける可能性がありますので、取得されることを推奨します。

問116 第三者機関

動物実験実施機関の第三者認証・検証機関を紹介してください。

答116

文部科学省が管轄する施設については、以前は国立大学法人動物実験施設協議会や公私立大学実験動物施設協議会による相互検証制度がありましたが、現在ではその制度は公益社団法人日本実験動物学会による「動物実験に関する外部検証事業」に移管されました。厚生労働省が管轄する施設についてはヒューマンサイエンス(HS)財団による「動物実験の外部評価・検証事業」および厚生労働省動物実験施設協議会による相互検証制度があります。農林水産省が管轄する施設については公益社団法人日本実験動物協会による「実験動物生産施設等福祉認証事業」が行われています。また、国際認証を取得可能な国際実験動物ケア評価認証協会(AAALAC)による認証も行われています。

2 動物実験委員会

獣医師

獣医師が在籍していない動物実験実施機関において関連法規への対応で困難を要する点、また、それに対する対応策（獣医師のサインが必要な書類への対応等）を紹介してください。

答117

動物実験の現場や実験動物のケアにおいて獣医師は大きな役割を果たしています。環境省『実験動物の飼養及び保管並びに苦痛の軽減に関する基準の解説』には実験動物の獣医学的ケアは獣医師によって、あるいは獣医師の指導の下に行われるのが原則であると記載されています。また、動物の輸出入や譲渡に際して必要となる衛生証明書やヘルスレポートには獣医師の署名が必要です。その他にも獣医師でなければ扱うことができない医薬品があり、実験等で支障が出ることがあります。また、欧米の施設と共同研究等実施する場合は、獣医師が不在の場合、実験の実施が困難になる場合が考えられます。実験動物の福祉を求める社会的な声も高まっており、社会的にも獣医師の所属は信頼性の確保として重要です。一方、施設に在籍していなくても、顧問獣医師として施設外の獣医師と契約して施設を運用する等の工夫も可能ですので、検討する余地があるでしょう。

問118 苦痛度評価

動物の苦痛度評価について、研究分野によって苦痛度の評価が異なり、計画書の審査等では共通した認識で評価することが求められます。その際に参考となる評価方法や文献等を教えてください。

答118

苦痛度評価について、指標をまとめたさまざまなものが出版、発表されおり、各施設でも苦痛度検索表が公表されています。国立大学法人動物実験施設協議会がまとめた「動物実験処置の苦痛分類に関する解説」がわかりやすくまとめられています。
協議会のWebサイトに詳細が記載されていますので参考にしてください（http://www.kokudoukyou.org/index.php?page=siryou_index）。

問119 動物の再利用

動物実験委員会として、モデル作製に時間を要する慢性疾患の病態モデル動物や疼痛発症モデル動物等の再利用（げっ歯類・非げっ歯類）はどの程度許されるべきでしょうか？ また、その判断基準等について教えてください。

答119

複数の実験目的での繰り返しの処置は、動物福祉上推奨されないことを前提に説明します。実験の目的・種類により、エンドポイントの設定をきちんと行うことが必要となります。使用される動物の健康状態は、実験に耐え得ることが要求されます。その上で慢性疾患モデルを使用して得られるベネフィットとその動物が被るコスト（苦痛）がきちんと把握されており、そのベネフィットがコストを大きく上回りかつ基本的に日常生活のできる範囲（摂餌、摂水等5Freedomが十分に可能なレベル）であることを判断基準とします。

I 飼育

II 施設

III 動物、飼料および物品の出荷および受け入れ

IV 繁殖

V 実験処置、麻酔および安楽死法

VI 動物福祉

VII 法令

実験承認後モニタリング

動物実験委員会による実験承認後モニタリング（PAM）の実施は、施設によって異なると思いますが、1年間または一定の試験数に対してPAMを実施する割合（頻度）は、どの程度がよいのでしょうか？ また、どのような実験について行うべきでしょうか？ さらに、PAM対象実験について、実験者へ事前に通知するべきでしょうか？

答120

PAMは『ILARガイド第8版』で示されているモニタリングですが、頻度や範囲は各機関の状況に応じて行うものとされています。たとえば、各機関における年度ごとの自己点検評価の一環として同時に実施する方法もあります。また、米国Animal Welfare Act（マウス・ラットは対象外）では6か月ごとの実施を求めています。したがって、最低6か月に1回の実施は必要であると判断されます。

PAMの実施に際しては、各施設の防疫上の立ち入り制限事項を遵守し、実験業務を妨げないよう実験者に事前通知し、関連資料の閲覧準備などを求めるべきでしょう。

『ILARガイド第8版』では「『健康科学推進法；Healh Rsearch Extension Act』および『動物福祉法』（Animal Welfare Act）はどちらも6か月ごとの査察をするよう求めている」とされています。

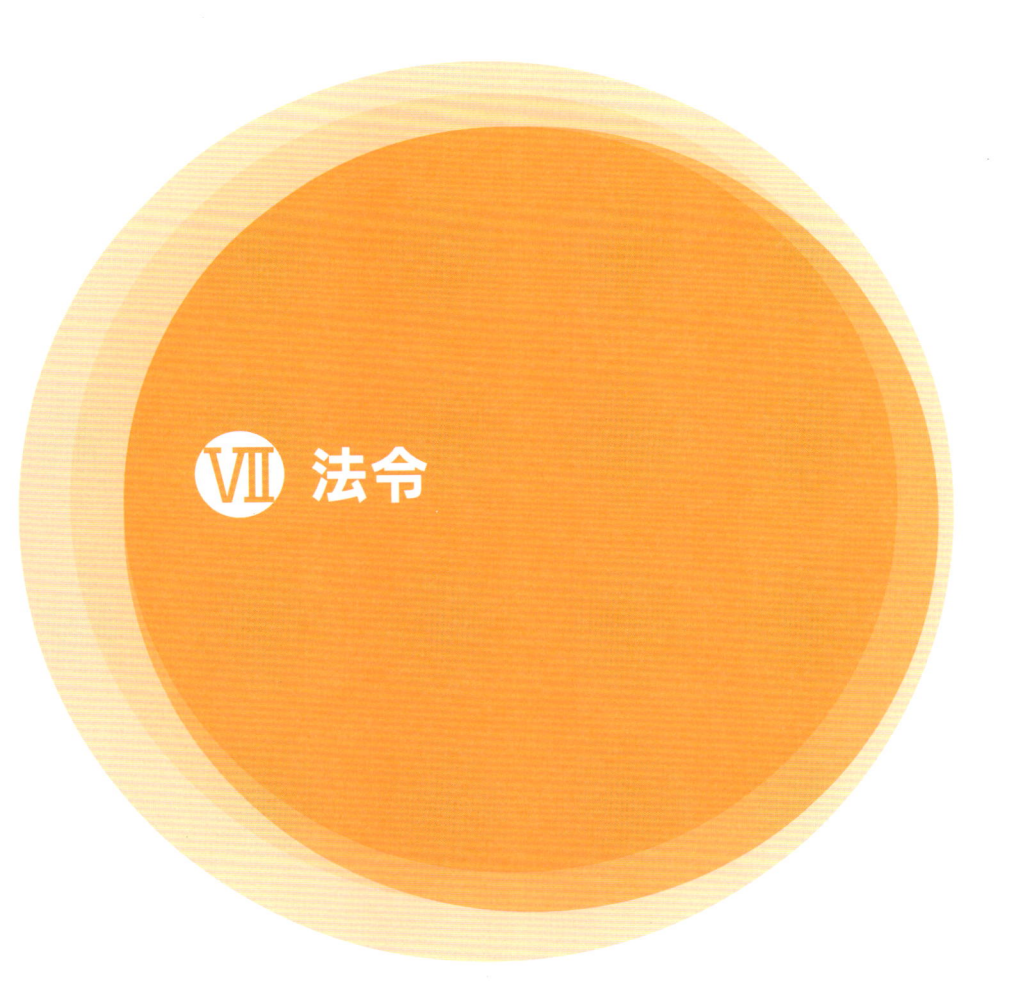

Ⅶ 法令

1 法律等

問121 関連法規

動物実験を始める場合、とくに知っておかなければならない法律を教えてください。

答121

公益社団法人日本実験動物協会、日本チャールス・リバー株式会社のWebサイトから抜粋します。以下の法律や指針等を把握しておけばよいでしょう。
・動物の愛護及び管理に関する法律
・動物の愛護及び管理に関する施策を総合的に推進するための基本的な指針（環境省告示）
・実験動物の飼養及び保管並びに苦痛の軽減に関する基準（環境省告示）
・動物の殺処分方法に関する指針（環境省告示）
・家畜伝染病予防法
・感染症法
・研究機関等における動物実験等の実施に関する基本指針（文部科学省）
・厚生労働省の所管する実施機関における動物実験等の実施に関する基本指針（厚生労働省）
・農林水産省の所管する研究機関等における動物実験等の実施に関する基本指針（農林水産省）
・動物実験の適正な実施に向けたガイドライン（日本学術会議）
・遺伝子組換え生物等の使用等の規制による生物の多様性の確保に関する法律（カルタヘナ法）
・特定外来生物による生態系等に係る被害の防止に関する法律

問122 違法行為

飼育室や処置室等で、動物愛護法に触れる行為をしている現場を見てしまった場合、どうしたらよいでしょうか？

Ⅰ 飼育

Ⅱ 施設

Ⅲ 動物、飼料および薬品の供給および受け入れ

Ⅳ 繁殖

Ⅴ 実験処置、麻酔および安楽死法

Ⅵ 動物福祉

Ⅶ 法令

答122

動物愛護法（動物の愛護及び管理に関する法律＝動愛法）に違反する違法行為となり、処罰対象となります。もし、ご自身の勤務先で違法行為を見つけた場合は、動物実験に関する責任はその機関の長にありますので、動物実験委員会を通じて、その機関の執行部（上司）に対応を委ねるのがよいでしょう。実験動物生産業者においては、動愛法に違反する行為を犯したものは、勤務を継続できないという規定を設けている会社もあります。

問123　狂犬病対策

実験用動物として、国内生産業者が飼育・繁殖しているイヌでも狂犬病予防法に則った対応が必要でしょうか？

答123

30日を超えて飼育する場合は、狂犬病予防法に則った対応が必要です。狂犬病予防法の目的は、「狂犬病の発生を予防し、その蔓延を防止し、及びこれを撲滅することにより、公衆衛生の向上及び公共の福祉の増進を図ることを目的とする」とあります。イヌの登録は日本国内の各地域でどれだけの頭数のイヌが飼育されているかを把握することで狂犬病発生時の蔓延防止を、狂犬病ワクチン接種は狂犬病の発生予防を目的としています。以上のことから実験動物に関してもその対象に漏れず登録と予防接種が必要となりますが、（繁殖用ではなく）実験での使用を目的として飼養保管されている動物に関しては、登録後の所在地の変更または死亡時の届け出、狂犬病ワクチンの実験への影響を考慮する必要があるため、実験で使用する研究者との相談の上、必要性の有無を判断するとよいでしょう。

狂犬病ワクチン接種の義務は、保健所に実験に用いている旨を記載した猶予願いを提出することにより免れることが可能です。また、保健所に猶予願いを提出する際には狂犬病ワクチンを接種しなくても安全であることを証明できる資料（施設図や管理基準など）をともに提出するとよいでしょう。

【参考資料】

片平清昭：実験用犬の取り扱いについて―狂犬病予防法にもとづく登録と予防注射の実施―. 実験動物技術, 32(2), 127-134, 1997.

2 遺伝子組換え動物

問124　カルタヘナ法

カルタヘナ法について、飼育担当者が知っておくべき最低限の注意事項（施設内の輸送の梱包、表示、飼育ラベルの意味、拡散防止施設の条件）を教えてください。

答124

遺伝子組換え動物の管理方法は、飼育、実験、運搬等多岐にわたります。文部科学省ライフサイエンス課『カルタヘナ法説明書』（とくに第二種使用等に関する措置）および、公益社団法人日本実験動物協会、日本実験動物協同組合が発刊している『遺伝子組換え生物等の使用等の規制による生物の多様性の確保に関する法律（カルタヘナ法）実験動物に関するＱ＆Ａ』を参照することを推奨します。また、文部科学省 Web サイト内「ライフサイエンスの広場」（http://www.lifescience.mext.go.jp/）に関係する解説がありますので、こちらもご参照ください。

問125　カルタヘナ法

カルタヘナ法に関して遺伝子組換え動物の情報提供をしていただくなかで、搬入直前に由来生物種を訂正されたケースがありました。搬入前だったため、訂正等対応できましたが、もしこの訂正が動物施設に搬入直後だったとすれば、受け入れた施設として法的に問題ありますでしょうか？

答125

受け入れ施設側には問題はありませんが、提供された情報が間違いであったことが判明した時点でただちに正しい情報を入手し、経緯を記録しておくのがよいでしょう。譲渡に際し、提出された情報が間違っていても譲受側は法律違反に問われることはありません。いずれにしても、譲渡・譲受側ともに正しい情報を授受することが求められます。どうしても正しい情報提供の協力を得られない場合は文献等を調査して準備しましょう。

Ⅰ 飼育

Ⅱ 施設

Ⅲ 動物、飼料および物品の出納および受入れ

Ⅳ 緊殖

Ⅴ 薬物処置、麻酔および安楽死法

Ⅵ 動物福祉

Ⅶ 法令

問126　カルタヘナ法

日本国内ではカルタヘナ法で遺伝子組換え生物の保管、輸送、情報提供等に関する内容が決められています。カルタヘナ法が適用されない海外から遺伝子組換え生物を導入する場合、どのような対応、注意が必要か教えてください。

答126

カルタヘナ法非批准国から遺伝子組換え動物を導入する場合でも、日本国内では、カルタヘナ法が適用されます。導入元から、情報提供が受けられない場合、導入者は、文献を調査したり、導出元に問い合わせる等の準備と、所属施設の機関内承認が必要です。また、日本国内で動物を移動させる場合は、破損しない二重箱を使用し、LMO（Living Modified Organism）を移動中であることがわかるよう、外箱に注意を記した張り紙等が必要となります。輸送車については、法的な義務はありませんが、車両事故で外部への遺伝子組換え動物の逃亡を防止するために、LMOを輸送中であることに加え、緊急連絡先等を含めた掲示をするようにしてください。詳細は『遺伝子組換え生物等の使用等の規制による生物の多様性の確保に関する法律（カルタヘナ法）実験動物に関するQ＆A』（公益社団法人日本実験動物協会、日本実験動物協同組合編）が参考になります。

問127　外来生物法

外来生物法は、研究を目的とする実験動物と展示等の鑑賞動物とで違いはありますか？

答127

外来生物法は、研究を目的とする実験動物と展示等の鑑賞動物とでの違いは設けられていません。実験動物分野で関係する特定外来種にはカニクイザル、アカゲザル、タイワンザル、オポッサム、ウシガエル、アフリカツメガエル等があり、飼養保管する場合は環境省への届け出と許可が必要となります。

3 ヒト組織利用

ヒト組織利用の管理方法について、どのようにすればよいか、留意点等を教えてください。

答128

近年、ヒト組織を利用した試験を実施する施設が増えてきています。ヒト組織の管理方法については、厚生労働省より「ヒト組織を利用する医療行為の安全性確保・保存・使用に関するガイドライン」、日本組織培養学会より「非医療分野におけるヒト組織・細胞の取り扱いについて」のガイドラインが公開されています。これらを参考にしましょう。また、バイオセーフティーに関係する事項はWHOが作成した「実験室バイオセーフティー指針」がバイオメディカル研究会より公開されていますので参考にしてください。

まず、ヒト組織の提供を受ける際の個人情報の保護に注意が必要です。また、微生物学的検査をして、ヒトからヒト、ヒトから対象動物に感染する病原体を持っていないことを確認する必要があります。

続・実験動物のトラブル Q&A

―飼育管理の現場で困ったときにはこの一冊―

2018 年 11 月 20 日　初版発行

編　者　実験動物のトラブル Q&A 作成委員会

発　行　株式会社アドスリー
〒 164-0003　東京都中野区東中野 4-27-37
Ｔ Ｅ Ｌ：03-5925-2840
Ｆ Ａ Ｘ：03-5925-2913
E-mail：principal@adthree.com
Ｕ Ｒ Ｌ：http://www.adthree.com

発　行　丸善出版株式会社
〒 101-0051　東京都千代田区神田神保町 2-17
Ｔ Ｅ Ｌ：03-3512-3256
Ｆ Ａ Ｘ：03-3512-3270
Ｕ Ｒ Ｌ：https://www.maruzen-publishing.co.jp/

印刷製本　日経印刷株式会社